MÉMOIRE

SUR LES CARACTÈRES GÉNÉRAUX

DU RACHITISME.

SIXIÈME MÉMOIRE

SUR LES DIFFORMITÉS DU SYSTÈME OSSEUX.

SÉRIE DE MÉMOIRES

SUR LES DIFFORMITÉS DU SYSTÈME OSSEUX;

Par le docteur JULES GUÉRIN.

—

PREMIER MÉMOIRE. — MÉMOIRE SUR L'EXTENSION SIGMOÏDE ET LA FLEXION DANS LE TRAITEMENT DES DÉVIATIONS LATÉRALES DE L'ÉPINE; lu à l'Académie royale de Médecine, le 15 novembre 1835; in-8°, avec planches. — Prix. . . . . 2 fr.

DEUXIÈME MÉMOIRE. — MÉMOIRE SUR LES MOYENS DE DISTINGUER LES DÉVIATIONS SIMULÉES DE LA COLONNE VERTÉBRALE DES DÉVIATIONS PATHOLOGIQUES; présenté à l'Académie royale de Médecine, le 2 juin 1836; précédé de trois Rapports faits à l'Académie sur ce mémoire; in-8°, avec planches. — Prix. . . . . 3 fr.

TROISIÈME MÉMOIRE. — MÉMOIRE SUR UNE NOUVELLE MÉTHODE DE TRAITEMENT DU TORTICOLIS ANCIEN; présenté à l'Académie royale des Sciences, le 3 avril 1838; in-8°. — Prix. . . . . . . 2 fr.

QUATRIÈME MÉMOIRE. — MÉMOIRE SUR L'ÉTIOLOGIE GÉNÉRALE DES PIEDS-BOTS CONGÉNITAUX; lu à l'Académie royale de Médecine, le 1er décembre 1838; in-8°. — Prix. . . . . 2 fr.

CINQUIÈME MÉMOIRE. — MÉMOIRE SUR LES VARIÉTÉS ANATOMIQUES DU PIED-BOT CONGÉNITAL DANS LEURS RAPPORTS AVEC LA RÉTRACTION MUSCULAIRE CONVULSIVE; présenté à l'Académie royale des Sciences, le 18 mars 1839; in-8°. — Prix. . . . . 2 fr.

SIXIÈME MÉMOIRE. — MÉMOIRE SUR LES CARACTÈRES GÉNÉRAUX DU RACHITISME; lu à l'Académie royale des Sciences, le 17 juillet 1837; in-8°, avec planches. — Prix. . . . . 2 fr.

Au bureau de la GAZETTE MÉDICALE, rue Racine, n° 14.

MÉMOIRE

SUR

LES CARACTÈRES GÉNÉRAUX

DU RACHITISME;

LU

A L'ACADÉMIE ROYALE DES SCIENCES, LE 17 JUILLET 1837,

PAR

Le Docteur Jules Guérin, ⊥

Directeur de l'Institut Orthopédique de la Muette,
chargé du service spécial des difformités à l'Hôpital des Enfans
malades de Paris.

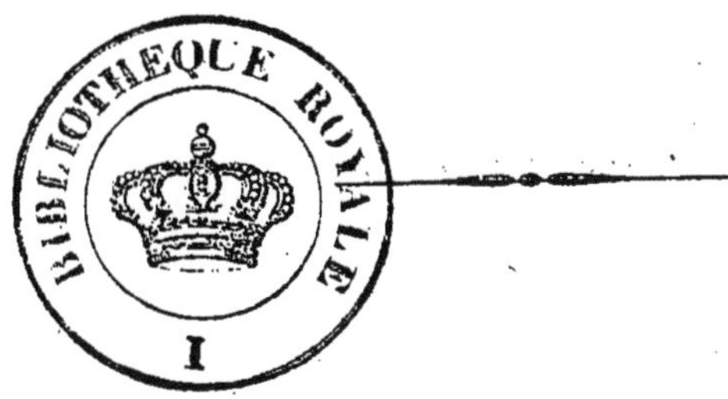

PARIS,

AU BUREAU DE LA GAZETTE MÉDICALE,
RUE RACINE, N° 14, PRÈS DE L'ODÉON.

1839.

IMPRIMERIE DE FÉLIX MALTESTE ET Cᵉ,
Rue des Deux-Portes-St-Sauveur, 18.

A

M. le Professeur B.-C. BRODIE,

MEMBRE DE LA SOCIÉTÉ ROYALE DE LONDRES.

AVERTISSEMENT.

J'ai lu ce mémoire devant l'Académie des sciences au mois de juillet 1837. Cette époque, déjà éloignée, n'est pas, comme on le pense bien, celle de mes observations sur le rachitisme. Ces observations datent de 1834 et 1835. Elles font partie du travail général sur les difformités du système osseux, que j'ai présenté au concours pour le grand prix de chirurgie de l'Académie des sciences en mars 1836. Le rapport de l'Académie sur ce concours en fait foi. On y trouve, en effet (1), les conclusions textuelles qu'on retrouvera à la fin de ce mémoire. Cette circonstance n'est pas moins utile à établir dans l'intérêt de la science que dans celui de l'auteur. Dans l'intérêt de la science, n'est-ce pas une garantie de la vérité des résultats auxquels je suis arrivé, que de pouvoir, après cinq années de vérifications répétées tous les jours, les maintenir tels que je les ai annoncés d'abord? Dans l'intérêt de l'auteur, il n'est pas indifférent non plus de fixer nettement la date de ses

---

(1) Voir le rapport sur le concours pour le grand prix de chirurgie, p. 22, article RACHITISME, comptes-rendus des séances de l'Académie des sciences, année 1837.

recherches. Lorsqu'une matière est neuve, cultivée par un petit nombre de personnes, l'époque s'inquiète assez peu de rechercher à qui appartient la priorité de certaines observations. Ce n'est que lorsque le plus grand nombre arrive à s'appliquer à l'étude des questions qui avaient fait d'abord l'objet des études de quelques-uns, que l'intérêt de savoir à qui appartient telle ou telle vue, telle ou telle idée, commence à se manifester; mais, avant cela, il peut se faire et il se fait souvent des reproductions partielles ou totales de travaux originaux, qui embarrassent plus tard ceux qui veulent écrire l'histoire de la science d'une manière impartiale. Que de fois, en effet, n'est-il pas arrivé de ne pouvoir distinguer l'inventeur du plagiaire! Alors on les associe tous deux à la même découverte, comme cela se fait tous les jours en matière d'appréciation juridique. Désirant prévenir, en ce qui concerne mes travaux, cette justice de mitoyenneté, fort commode pour tout le monde, excepté pour ceux qu'elle dépossède, j'ai cru devoir insister sur la date des résultats énoncés dans ce mémoire : cette date authentique est, je le répète, le mois de mars 1836, puisque tous les faits dont il s'agit ont été consignés dans un ouvrage déposé à l'Académie des sciences fin mars 1836, ainsi que le constate le rapport imprimé de la commission de l'Académie sur ce concours.

MÉMOIRE

SUR LES CARACTÈRES GÉNÉRAUX

DU RACHITISME.

Il existe encore parmi les médecins une grande dissidence sur ce que l'on doit entendre par *rachitisme*, sur les phénomènes généraux de cette affection, sur la nature et la fréquence des difformités qui la caractérisent, et sur les différentes espèces d'altérations qu'elle détermine dans le système osseux. A cause de l'étymologie du mot, on donne vulgairement le nom de rachitisme aux difformités de la colonne vertébrale ; cependant ces difformités sont rarement le produit de la maladie à laquelle on les attribue. Un grand nombre d'auteurs ont encore appelé rachitisme toute espèce de ramollissement du tissu osseux arrivant dans l'âge adulte : tel serait le cas de la femme Soupiot, rapporté par Morand; de la femme aux ongles, observée par Morand fils, et de plusieurs exemples de ramollissement du système osseux consignés dans l'histoire de la science. Enfin, il n'est pas rare de trouver des médecins qui confondent le rachitisme avec les scrofules, ou les réunissent comme causes de mêmes effets. Cependant, ni la plupart des difformités du rachis, ni la maladie de la femme

Soupiot, ni un grand nombre d'autres histoires de prétendu rachitisme, consignées dans la science, ni les affections scrofuleuses, quelles qu'elles soient, n'appartiennent au rachitisme, ou n'en sont des dépendances plus ou moins éloignées. Ce vague et cette obscurité m'ont prouvé qu'il existe peu de notions précises sur la maladie pour laquelle on doit réserver la dénomination de rachitisme, telle que l'ont établie Glisson, Mayow et Jean-Louis Petit. Dans la vue de combler cette lacune, je me suis livré à des recherches multipliées sur les caractères extérieurs de cette affection, son mode d'invasion et de développement, par rapport à l'âge, au sexe et aux parties du système osseux qu'elle occupe successivement; sur les phénomènes généraux qui précèdent et accompagnent son évolution; sur les altérations de forme et de texture qu'elle produit dans le tissu osseux; sur les circonstances où elle se développe et sur sa cause présumée; enfin, j'ai cherché à préciser le diagnostic différentiel du rachitisme par rapport aux affections avec lesquelles on l'avait confondu. J'ai examiné à part chacun de ces points comme autant de termes indispensables à la détermination de la maladie, et j'ai pu me convaincre que la plupart des descriptions présentées jusqu'ici pour une seule et même affection avaient réuni d'une manière confuse des caractères propres à plusieurs maladies, et négligé précisément ceux qui appartiennent spécialement au rachitisme. C'est le résultat de ces recherches, poursuivies attentivement pendant plusieurs années chez un grand nombre de sujets d'âge, de sexe, de conditions différens, qui fait l'objet de ce mémoire.

§ I. — FORMES ET CARACTÈRES GÉNÉRAUX DU RACHITISME SUR LE SQUELETTE ET SUR LE VIVANT.

Pour avoir immédiatement une idée générale du rachitisme et embrasser d'un seul coup-d'œil l'ensemble des formes et des caractères extérieurs que cette affection revêt dans sa manifestation accomplie, il suffit d'examiner tour à tour le squelette d'un sujet qui l'a éprouvée à un degré marqué, et un individu vivant qui l'éprouve dans sa période de formation la plus avancée.

Sur le squelette, on voit d'abord que toute la charpente osseuse, depuis les os du pied jusqu'au crâne, a subi des déformations nombreuses, des changemens de proportion et de direction : les os des membres sont régulièrement courbés en arc, et plus ou moins tordus sur leur axe , principalement les tibias et les péronés, puis les fémurs, et à un moindre degré les os des membres supérieurs: les extrémités de ces os sont gonflées, arrondies, élargies, déformées : les articulations des pieds et des mains offrent des directions et des rapports anormaux: les apophyses et les points d'attache des muscles sont saillans; les côtes sont arrondies, comme soufflées, et présentent à leur extrémité sternale une courbure dont la concavité regarde en avant et en dehors; le thorax est ainsi aplati transversalement et déprimé en gouttière au niveau des articulations des côtes avec les cartilages sternaux.

La colonne vertébrale est déviée latéralement ou postérieurement, et présente une succession de courbures alternes. Les surfaces des vertèbres sont arrondies, comme distendues et gonflées, et elles présentent en plusieurs points des dépressions qui ont rapproché les surfaces articulaires de leurs corps. Les appendices vertébrales participent aux mêmes apparences, et sont plus ou moins déprimées, comme écrasées dans le sens de la pression verticale et de l'action musculaire. Le bassin a perdu sa conformation symétrique; le sacrum est tantôt vertical, tantôt plus courbé qu'à l'état normal, et il offre une épaisseur exagérée. Les os coxaux sont plus ou moins rapprochés et refoulés en haut et en dedans; ils sont plus épais dans tous les sens et participent au boursoufflement de tous les os spongieux. Il en est de même des omoplates et du sternum : ils offrent une configuration anormale, sont raccourcis, gonflés et épaissis, courbés sur le plat. La tête est généralement volumineuse, le crâne épaissi, principalement sur les côtés. Tous les os de la face accusent, par leur développement exagéré, des saillies plus marquées, des angles plus aigus et plus proéminens. Les rapports de proportion de toutes les parties du système osseux sont généralement pervertis : le squelette, dans sa totalité comme dans chacun des os qui le composent en particulier, offre une véritable réduction en longueur, en étendue, et atteste un arrêt de développement. Ainsi, vu sur le squelette, le rachitisme consiste évidemment dans une affection générale du tissu osseux, qui occupe toutes ses divisions, qui se répand dans ses moindres dépendances, et s'accuse au-dehors par un gonflement général des épiphyses et des os spongieux, et par la courbure des os longs et de la colonne, le tout avec un caractère d'altération générale des surfaces, qui donne au tissu osseux une apparence d'épaississement comme si toutes ses parties composantes avaient été soufflées, distendues et ramollies par la présence d'une substance étrangère; et une apparence de déformation générale, comme si le poids des parties supérieures et la contraction musculaire avaient imprimé incessamment leur influence à toutes les parties suivant la direction et la proportion de leur action.

ı *Sur le vivant*, on peut plus ou moins distinguer les reliefs et les déformations du squelette. La face est accentuée : les saillies des pommettes très marquées, les traits tirés. Le sujet a la physionomie d'un âge plus avancé; les yeux sont très ouverts, vifs et brillans, les ailes du nez dilatées, la bouche fendue et béante. La tête est comme enfoncée entre les épaules. La poitrine est étroite, resserrée, aplatie ou déprimée latéralement. Les clavicules, pour obéir au rapprochement des épaules, exagèrent leur courbure. Le tronc et les membres sont ramassés; les extrémités articulaires, le tarse et le poignet principalement, sont gonflés; toutes ces parties sont comme retenues l'une dans l'autre, et comme arrêtées dans leur développement, ce qui a fait justement dire à nos prédécesseurs que les enfans rachitiques étaient *noués*. Tout l'être est rétréci, rabougri. La peau est généralement terne et terreuse : la peau de la face est tantôt pâle et un peu violacée; tantôt au contraire elle est colorée et comme légèrement couperosée; cette dernière particularité se remarque surtout chez les enfans de la classe aisée, qui n'offrent qu'un faible degré de la maladie, comme la déviation des genoux ou la courbure d'une jambe, sans réaction générale très marquée. Dans tout le reste du corps la peau présente une couleur pâle et terne, offre de nombreux plis au niveau des concavités des courbures et au niveau des articulations gonflées; le système pileux est développé principalement le long de la colonne vertébrale. Le système musculaire est grêle, les muscles sont courts et comme frappés d'arrêt de développement. Les mouvemens sont gênés et difficiles, la marche pénible, dandinante, et souvent complètement impossible. Les sujets évitent de se tenir sur les jambes. La respiration est courte et laborieuse; elle n'est presque pas thoracique, mais diaphragmatique ou abdominale. Le ventre est gros, tendu, mais non douloureux; la peau est chaude et moite. Le sujet sue beaucoup, surtout du ventre et de la tête, et principalement dans le sommeil; les sueurs sont remarquablement acides. L'appétit est faible, la soif assez grande. Les digestions sont difficiles; il y a presque toujours de la diarrhée, ou si elle disparaît, elle alterne avec la constipation et revient avec la plus grande facilité. Les selles sont séreuses, les urines abondantes et peu colorées. Le pouls est petit et fréquent, comme fébrile. L'impulsion du cœur est faible. L'intelligence est ordinairement vive et développée. La sensibilité est exquise : les sujets pleurent au moindre attouchement, quoiqu'il n'y ait pas de point spécialement douloureux. Les os des membres se courbent ou se fracturent incomplètement avec la plus grande facilité; il est même des cas où la contraction musculaire seule suffit pour les courber.

Tel est le rachitisme vu dans l'ensemble de ses formes extérieures sur le squelette, et de ses caractères généraux sur le vivant : présentée comme elle vient de l'être, cette description fait abstraction du début, du mode d'invasion, de la marche, des périodes et des degrés de la maladie; elle ne se compose que de ses traits saillans et accomplis, sans considération de leur mode de développement et d'association, et surtout sans détermination des caractères immédiats du tissu osseux. Je vais maintenant examiner ces différentes combinaisons telles qu'on les trouve dans la nature, et telles que je les ai constatées chez les sujets soumis à mon observation.

§ II. — MODE D'INVASION ET DE DÉVELOPPEMENT DU RACHITISME; INFLUENCES RELATIVES A L'AGE, AU SEXE ET AUX PARTIES QU'IL AFFECTE.

Le rachitisme proprement dit est une maladie de l'enfance; on l'observe rarement sur le fœtus, le plus fréquemment vers l'âge de dix-huit à vingt mois, très rarement après l'âge de la puberté. Sur 346 cas que j'ai examinés sous ce point de vue, l'invasion a eu lieu comme il suit :

```
Avant la naissance.......................    3 cas.
Dans le cours de la première année .........   98
    Id.      de la deuxième...............  176
    Id.      de la troisième...............   35
    Id.      de la quatrième...............   19
    Id.      de la cinquième...............   10
De 6 à 12 ans..............................    5
                              Total...........  346
```

Il attaque les deux sexes presque d'une manière égale. Sur ces 346 cas, il y avait :

```
Sexe masculin.......... 148 cas.
      féminin.......... 198
                Total....... 346
```

La connaissance de ces deux ordres de faits relatifs à l'influence du rachitisme par rapport à l'*âge* et au *sexe* offre déjà deux caractères précieux pour établir que certaines maladies, et beaucoup de difformités de la colonne vertébrale qu'on avait attribuées au rachitisme, sont le produit d'autres causes : ainsi toutes les espèces de ramollissement des os chez les adultes, et toutes les difformités qui surviennent presque exclusivement chez les jeunes filles vers l'âge de la puberté, ne sont point causées par le rachitisme. La vérité de ces conclusions ressortira davantage à mesure que je ferai connaître les véritables caractères de la maladie.

MODE D'INVASION ET DE DÉVELOPPEMENT ; PÉRIODES.

Il faut bien se garder de croire que le rachitisme ne commence qu'au moment de la déformation des os. Cette manifestation de la maladie appartient à un ordre de faits secondaires. Avant de se traduire en difformités du système osseux, le rachitisme s'annonce par des phénomènes généraux plus ou moins sensibles, et qui ne manquent que dans les cas où la maladie est peu prononcée. Ces phénomènes sont des dérangemens gastro-intestinaux, de la diarrhée, le ballonnement du ventre, des sueurs nocturnes, un mouvement fébrile, un sentiment de faiblesse et une sensibilité marquée de tout le système osseux. Le sujet devient triste, morose; ses traits s'altèrent, s'étiolent; le système musculaire perd de sa consistance, et tout l'être paraît travaillé sourdement par une cause morbide générale qui n'a pas encore d'autre manifestation extérieure que ces phénomènes généraux. Vers la fin de cette première période, que j'appelle période d'*incubation* du rachitisme, ou d'*épanchement*, comme on le verra plus tard, les extrémités articulaires se gonflent : il n'y a pas encore de courbure et il peut même ne pas y en avoir dans tout le cours de la maladie. J'ai observé plusieurs exemples de rachitisme général très marqué, dans lesquelles tous les os longs et la colonne vertébrale ont conservé une rectitude remarquable. Le gonflement des épiphyses, la réduction en longueur des os longs ont été les seuls caractères physiques de la maladie qui a parcouru toutes ses périodes sans courber les os des membres ou la colonne. Cependant, il est loin d'en être ainsi dans la généralité des cas. Presque toujours la déformation du squelette suit immédiatement la période d'incubation.

La durée de la période d'incubation est de deux à six mois. J'ai vu trois enfans chez lesquels cette période avait été presque insensible. Les os en étaient venus à se courber sans que la santé des sujets parût avoir été préalablement affectée. Ces exemples sont rares. Dans l'immense majorité des cas, les phénomènes caractéristiques de la période d'incubation sont des plus manifestes. Cependant il faut se garder de prendre l'effet pour la cause : la plupart des enfans rachitiques ont été mal nourris, mal logés, mal aérés, et ces conditions anti-hygiéniques ont développé en eux un état de langueur, de trouble ou de susceptibilité dans les fonctions digestives. Les véritables caractères de la période d'incubation rachitique sont les sueurs nocturnes du ventre et de la tête, l'empâtement et le gonflement du ventre, la diarrhée sans coliques, une chaleur humide de la peau, un mouvement fébrile constant et uniforme, enfin une grande sensibilité du système osseux et l'éloignement des sujets pour se tenir debout.

La période de déformation s'annonce ordinairement par le gonflement des malléoles, des genoux et des poignets ; ces articulations acquièrent jusqu'au double de leur volume ordinaire ; elles sont comme noueuses, et, entre leurs surfaces de jonction, par exemple entre le carpe et l'avant-bras, la jambe et le pied, la peau forme un pli profond qui accuse l'excès du développement des extrémités articulaires qu'elle recouvre et leur défaut de rapport immédiat. Bientôt les os des jambes se courbent, les genoux se dévient, les fémurs, les hanches, le thorax, la colonne et les autres parties du squelette, participent à la déformation générale. Pendant que les symptômes locaux se dessinent de plus en plus, les symptômes généraux s'accroissent d'une manière sensible : le ventre reste gros ; il s'y accumule beaucoup de gaz et quelquefois du liquide appréciable à la percussion. La diarrhée persiste et augmente souvent ; les urines et les sueurs deviennent de plus en plus copieuses ; la respiration est fréquente, laborieuse et purement abdominale ; le mouvement fébrile caractérisé par une chaleur sensible de la peau et une accélération uniforme du pouls, telle qu'on la remarque dans les fièvres de consomption continues. La sensibilité du système osseux s'accroît : les malades pleurent facilement pour peu qu'on leur comprime les membres ; toutes les fonctions s'allanguissent. La constitution se détériore, le teint se flétrit, le système musculaire s'appauvrit ; la station et la marche sont impossibles et sont suspendues pendant la plus grande partie de cette période. En même temps que les difformités du système osseux augmentent, la maladie arrive à son summum d'intensité. Cette période dure d'un à trois ans, et c'est pendant cet espace qu'on voit successivement survenir la déformation des différentes parties du squelette. Cette déformation n'est pas toujours générale, ou du moins elle n'est pas sensible dans toutes les dépendances du tissu osseux. Ainsi, tantôt la maladie se borne au gonflement des épiphyses, surtout au gonflement des articulations du genou, des malléoles et du poignet, tantôt à la déviation du genou, tantôt à la courbure d'une jambe, tantôt à la courbure des deux jambes à la fois, tantôt au gonflement des épiphyses, avec aplatissement de la poitrine ou courbure de la colonne : j'ai observé toutes ces combinaisons.

PROPORTIONNALITÉ ET ORDRE DE SUCCESSION DES DIFFORMITÉS.

Il était curieux de savoir dans quelles proportions et dans quels rapports ces différentes difformités se montrent, et dans quel ordre elles se développent ou se succèdent. Voici le résultat de mes observations à cet égard :

Sur 496 cas de rachitisme il y a eu :

Avec symptômes généraux et gonflement des articulations, sans courbures .... 11 cas.

Avec difformité des membres inférieurs et gonflement plus ou moins marqué des poignets 485
————
496

Dans ce nombre, il y avait simultanément :

Difformités dans la continuité des membres supérieurs........ 14 fois.
    Idem.   de la colonne vertébrale....... 48
    Idem.   du thorax................... 59
Développement apparent du crâne........................ 17

D'où il suit que rarement le rachitisme s'en tient au développement des épiphyses sans courbures des diaphyses; que les membres supérieurs attestent par le gonflement des poignets leur participation à l'affection générale, mais qu'ils sont assez rarement déformés; que les membres inférieurs le sont presque toujours, et que les déviations de l'épine sont aux difformités des membres inférieurs pour la fréquence environ comme 1 est à 10. La proportion des difformités du thorax est un peu plus élevée et le développement du crâne un peu moins fréquent.

Quant à l'ordre de succession des difformités, elles se montrent comme il suit : gonflement des épiphyses des membres inférieurs, déviations des genoux, courbures des tibias et des péronés, courbure des fémurs ; puis le gonflement des poignets, et simultanément ou consécutivement, la déformation du bassin ; puis le gonflement et la déformation des côtes, des omoplates, des clavicules et la déviation de l'épine ; le développement du crâne et le gonflement des os de la face ne viennent qu'en dernier lieu. Cet ordre de succession est incontestable. Sur 42 cas que j'ai observés et suivis pendant plusieurs années, dans Paris, le rachitisme s'est manifesté 41 fois par le gonflement des extrémités articulaires et la courbure des membres inférieurs : chez un seul, l'affection a paru commencer par la déviation de l'épine ; chez aucun par la déformation du thorax.

La distance qui sépare le développement de la difformité de l'épine ou du thorax de celle des membres inférieurs varie d'un à trois ans. Dans le plus grand nombre des cas cependant, la déviation de l'épine s'est montrée environ un an après celle des membres. Mais c'est une loi incontestable, et qui souffre à peine d'exception, que le rachitisme procède dans la déformation du squelette de bas en haut, et que la difformité du rachis est la dernière à se manifester. Ces observations sur l'ordre de développement des déformations rachitiques sont encore confirmées par celles-ci, savoir : que le degré de ces déformations successives est ordinairement en rapport avec leur ordre de manifestation. Ainsi, les os des jambes sont généralement plus déformés que les fémurs ; les fémurs un peu plus que les os du bassin ; ceux-ci plus que les os des membres supérieurs et du thorax ; puis viennent, à peu près sur la même ligne, la déformation de la colonne et le degré de gonflement des os du crâne. La déformation la plus importante à signaler dans ses rapports de succession et de degré était celle des os du bassin : or, j'ai remarqué que toujours la déformation de ces os était accompagnée de la déformation des os des membres inférieurs, et que le degré de déformation de ces derniers, rapproché du degré de déformation des os des membres supérieurs, exprimait assez bien le degré de déformation des os du bassin ; d'où il suit :

1° Que toute déformation rachitique d'une portion du squelette implique la déformation de celles qui sont placées au dessous : ainsi, celle de la colonne implique celle du bassin ; celle du bassin, celle des fémurs ;

celle des fémurs, celle des tibias et des péronés, et la première implique la dernière ;

2° Que le degré de chaque déformation est en rapport avec l'ordre de
succession auquel elle est assujétie, c'est-à-dire que le degré des déformations diminue de bas en haut ;

3° Que toute difformité isolée d'une des portions supérieures du squelette, de la colonne, par exemple, sans déformation des parties situées au-
dessous, n'est point due au rachitisme.

Lorsque les malades sont arrivés au summum de la période de *déformation*, il se manifeste un troisième ordre de phénomènes, constituant
une troisième période du rachitisme, période que j'ai appelée de *résolution* ou de *consolidation*. Elle s'annonce par la diminution progressive
des symptômes appartenant à la période précédente. Ainsi le pouls perd
de sa fréquence, la diarrhée diminue et même cesse tout à fait. Le ventre
perd graduellement de sa dureté et de son développement : les urines deviennent plus rares et plus colorées; les sueurs sont beaucoup moindres, et
c'est principalement à ce symptôme qu'on reconnaît que la rachitisme
est dans la période de résolution ou de consolidation. La peau est moins
chaude et moins humide ; elle reprend sa couleur normale. La figure cesse
d'être contractée et le teint s'anime. En un mot, toutes les fonctions re-
prennent successivement leur activité; la digestion, la respiration, la cir-
culation se développent et se régularisent; les forces musculaires revien-
nent et le malade, plus confiant en lui-même, et surtout débarrassé de
cette sensibilité et de cette faiblesse des membres, reprend l'exercice de la
station et de la marche, souvent après l'avoir suspendu pendant longtemps.

Du côté du système osseux, cette période du rachitisme offre des phénomènes qui ne sont pas moins importans à noter. Les épiphyses diminuent sensiblement de volume; on peut constater quelquefois dans l'espace de trois ou quatre mois une diminution d'un ou deux pouces à chaque genou. La résolution complète des épiphyses peut avoir lieu ainsi
par les seuls efforts de la nature. Il n'en est pas de même des déformations du squelette : elles diminuent souvent d'elles-mêmes, mais disparais-
sent rarement complètement sans le secours des moyens mécaniques; j'ai

observé cependant plusieurs exemples de redressement spontané de courbures des membres sous l'influence d'une médication générale; mais, ce qui est le plus fréquent, surtout lorsque les courbures ont été portées à un certain degré, c'est la persistance de la difformité et la consolidation des os dans cette disposition anormale. Il est remarquable qu'après la période de résolution les difformités des membres n'augmentent plus, mais aussi elles ne diminuent plus d'elles-mêmes. Les os qui, dans la période précédente, étaient mous, flexibles aux moindres efforts de la main, sont devenus durs, solides, et complètement inflexibles, quelque effort que l'on fasse. Arrivés à la fin de cette période du rachitisme, les sujets sont guéris ou touchent à la guérison complète de la maladie, mais ils conservent leurs difformités.

La terminaison du rachitisme n'a pas toujours lieu par la résolution complète. Quelques malades, chez lesquels l'affection a été portée à un degré considérable, ce qui s'accuse par la généralité et l'exagération des déformations du squelette; ces malades, dis-je, conservent une partie de leur vie, et même toute leur vie, des traces du profond désordre qui a frappé leur squelette. Chez eux, le rachitisme est passé à l'*état chronique*. Les signes propres à cette phase de la maladie n'offrent plus d'analogie avec ceux des trois périodes de l'affection aiguë : il n'y a plus ni fièvre, ni altérations sensibles d'aucune des fonctions principales; le rachitisme chronique se manifeste par deux symptômes permanens et assez tranchés : une constitution graisseuse, frêle, traduite à l'extérieur par un teint pâle et plombé, et une grande fragilité des os. Cette fragilité est telle qu'il suffit de comprimer certains os entre les doigts pour en rompre la table externe, qui ne conserve plus que l'épaisseur et la consistance d'une coque.

Tels sont les phénomènes extérieurs qui caractérisent les trois périodes du rachitisme : sa période d'incubation, de déformation et de résolution ou de consolidation. La connaissance de ces phénomènes seuls conduit déjà à quelques résultats généraux dont plusieurs sont entièrement nouveaux et dont quelques autres avaient été mal établis: ces résultats peuvent se résumer comme il suit :

1° Le rachitisme est exclusivement une maladie de l'enfance ;

2° Le rachitisme offre une période d'incubation, caractérisée par des symptômes généraux qui n'appartiennent pas encore à l'affection du tissu osseux ;

3° Le rachitisme, considéré dans ses effets sur le tissu osseux, est une maladie générale de tout le squelette, mais qui se manifeste à différens degrés et sous différentes formes dans chacune de ses portions ;

4° Les déformations rachitiques du squelette procèdent successivement de bas en haut, des os de la jambe aux os de la cuisse, de ceux-ci aux os du bassin, des os du bassin à ceux des membres supérieurs et du thorax, et finalement à la colonne et au crâne ;

5° Le degré des déformations est en rapport avec leur ordre de développement : la déformation d'une portion du squelette implique toujours celle des autres portions situées au-dessous ;

6° Le rachitisme, considéré dans le développement et la série de ses phénomènes, offre des périodes distinctes pendant lesquelles la maladie change plus ou moins d'aspect et de caractère.

Passons maintenant à l'histoire d'un autre ordre de faits, à l'examen des caractères immédiats du tissu osseux ; cet examen ne fera que mieux établir les conclusions qui précèdent.

§ III. — CARACTÈRES IMMÉDIATS DU TISSU OSSEUX.

L'influence immédiate du rachitisme sur le système osseux se révèle par quatre ordres de faits différens : par la *déformation des os;* par leur *réduction en dimension;* par les *altérations* intimes de leur tissu ; enfin par le *trouble* et le *retard* qu'il apporte dans la marche de l'ossification. Les faits relatifs aux déformations du squelette avaient été notés de tout temps ; je n'ai rien à ajouter pour le moment aux indications générales que j'en ai données précédemment ; j'y reviendrai avec détail en faisant l'histoire particulière des différens ordres de difformités produites par le rachitisme. Je passe immédiatement aux trois ordres de faits : à la *réduction en dimension des os rachitiques, aux altérations de leur tissu, et à l'influence du rachistime sur la marche de l'ossification.*

A. RÉDUCTION EN DIMENSION DES OS.

J'ai rassemblé un certain nombre de squelettes offrant des traces évidentes de rachitisme, ceux que renferment les collections du muséum Dupuytren, de Clamart, de la Maternité, que j'ai rapprochés de plusieurs autres que je possède. J'ai mesuré avec le plus grand soin les dimensions relatives des os des membres supérieurs et inférieurs comparativement à la longueur qu'ils présentent à l'état sain ; les dimensions comparatives des autres os du squelette, du bassin de la colonne, du scapulum, des clavicules et du sternum; il résulte de mes recherches consignées dans le tableau placé à la fin de ce mémoire :

1° Que la plupart des os du squelette rachitique, comparés aux os du squelette normal, sont frappés d'un arrêt de développement par rapport à leurs différentes dimensions.

2° Que cette réduction, indépendamment de celle qui résulte de la déformation de l'os, peut être portée jusqu'à la moitié de l'étendue ordinaire de l'os.

3° Que cette réduction est dans un rapport presque constant avec l'ordre que suit le rachitisme dans son développement; autrement, que la réduction des os est généralement d'autant plus grande que la portion du squelette est plus inférieure, et que cette réduction diminue graduellement de bas en haut; des os de la jambe aux fémurs, des fémurs au bassin, du bassin aux membres supérieurs et à la colonne, etc., en sorte que le rapport normal établi entre la longueur des membres inférieurs et supérieurs diminue au profit des membres supérieurs.

4° Que la réduction des membres inférieurs par rapport à celle des membres supérieurs tend à établir que le rachitisme a pour effet de perpétuer par un arrêt de développement plus sensible des membres inférieurs, les rapports qui existaient entre les membres supérieurs et inférieurs et leurs annexes, à l'époque où cette affection s'en est emparée.

Ces différentes conclusions ressortent rigoureusement des rapports numériques que j'ai consignés dans les trois tableaux placés à la fin de ce mémoire. On y voit en effet que dans chacun des cas qui ont été analysés, toujours les os frappés de rachitisme étaient d'une longueur moindre que les os normaux, et que leur moyenne surtout était sensiblement moindre que la moyenne normale. (Voir le tableau n. 1.)

J'ai pris pour terme de comparaison des squelettes de femmes rachitiques exclusivement, afin d'avoir des rapports plus rigoureux, et conduisant à des applications pratiques plus directes en ce qui concerne les mesures du bassin.

Ainsi, tableau n. 1, sur treize squelettes rachitiques de femmes la longueur moyenne était de :

	OS RÁCHITIQUES.	OS NORMAUX.	DIFFÉRENCE.
1° Péronés................	9 p. 5 l.	13 p. 2 l.	3 p. 9 l.
2° Tibias.................	10 1	13 6	3 5
3° Fémurs................	10 11	14 0	3 1
4° Radius	6. 8	8 4	1 8
5° Cubitus...............	7 6	9 3	1 9
6° Humérus..............	8 11	10 6	1 7
7° Clavicules............	5 2	5 8	0 6
8° Sternum..............	5 0	5 5	0 5
9° Colonne..............	20 11	22 0	1 1
10° Trois diamètres du bassin.	11 9	13 6	1 9

Cette comparaison des différentes parties du squelette montre non seulement que la réduction des os rachitiques s'opère de bas en haut, mais que cette réduction a lieu pour chacun des os rachitiques comparés aux os correspondans du squelette normal, suivant une série de nombres assez régulièrement espacés, comme on le voit par l'indication suivante des moyennes extraites de mon premier tableau:

Péroné, 28 p. 100.	Radius, 20 p. 100.	Clavicules, 9 p. 100. Les 3 diamèt.
Tibia, 25 *id.*	Cubitus, 19 *id.*	Sternum, 8 *id.* du bassin,
Fémur, 22 *id.*	Humérus, 15 *id.*	Colonne, 5 *id.* 17 p. 100.

Ainsi 28, 25, 22, 20, 19, 15, 9, 8, 5, telle est la formule des réductions décroissantes des os rachitiques de bas en haut.

D'où il suit :

1° Que la réduction des os rachitiques est un fait général qui s'opère suivant la même loi que leur déformation, successivement de bas en haut, et graduellement de haut en bas.

2° Que la dimension d'un os rachitique étant connue, la dimension des autres parties du squelette peut être approximativement déterminée.

3° Que la réduction des trois diamètres du bassin chez les femmes rachitiques suit la réduction des dimensions de ses parties composantes, et que le degré de cette réduction est intermédiaire au degré de réduction du fémur ou de l'humérus.

Quant au rapport existant entre la longueur des membres supérieurs et inférieurs frappés de rachitisme, considéré comme perpétuant le rapport existant à l'âge où cette affection a envahi le système osseux, c'est un fait aussi incontestable que les précédens. J'ai démontré que la moyenne des invasions les plus fréquentes du rachitisme correspond à l'âge de dix-huit mois à deux ans ; or, d'après un relevé que j'ai fait sur la longueur comparative des membres supérieurs et inférieurs à cet âge, j'ai trouvé, comme on pourra s'en convaincre en jetant les yeux sur le tableau n. 2, que chez l'enfant normal âgé de deux ans, la longueur des membres supérieurs est à la longueur des membres inférieurs comme 1 est à 1, 34. Ce rapport chez l'adulte rachitique est de 1, 35, tandis que chez l'adulte normal il est de 1, 46. On voit donc que dans cette circonstance, le rachitisme, agissant comme cause d'arrêt de développement, donne lieu à des effets analogues aux effets produits par les causes qui entravent l'évolution des organes chez le fœtus, c'est-à-dire en perpétuant la phase de développement correspondante au temps d'arrêt. Je n'ai pas besoin d'établir ici la raison physiologique qui rend compte de l'infériorité relative des membres inférieurs chez l'enfant en bas-âge : c'est un fait acquis à la science qui n'a besoin que d'être cité pour être admis avec l'autorité de la chose démontrée.

Jusqu'ici je n'ai considéré la réduction des os rachitiques que dans sa manifestation la plus accomplie, sur des squelettes d'adultes. Or ce fait, observé à une époque aussi distante de la maladie, pourrait être considéré

comme un effet consécutif de son influence, et non comme un de ses caractères directs, d'autant plus que quelques auteurs qui ont écrit sur le rachitisme ont nié l'existence d'un arrêt de développement des os dans cette
maladie. Pour résoudre cette difficulté et donner à mon observation
toute la précision dont elle était susceptible, j'ai soumis les différentes
parties du squelette de plusieurs enfans rachitiques à des mesures rigou-
reuses et répétées à quelque distance ; ainsi j'ai pris les dimensions des
os des jambes, de la cuisse, des avant-bras, des bras, de la colonne et
de la taille entière, en répétant ces mesures à plusieurs mois de distance,
et j'ai acquis la connaissance de ce double fait, savoir :

1° Que les enfans atteints de rachitisme depuis un an environ sont plus
petits de taille, et ont toutes les parties du squelette généralement plus
courtes que les enfans normaux du même âge. (Tableau n. 3.)

2° Que pendant les deux premières périodes de la maladie, la croissance des os en longueur s'arrête complètement dans un certain nombre
de cas; dans d'autres, elle continue; mais, en général, d'une manière sensiblement plus lente, et en particulier plus lente dans les extrémités infé-
rieures que dans les supérieures. Dans quelques cas, des enfans atteints
de rachitisme à un degré prononcé ont cessé de croître pendant huit à
dix mois; d'autres ont continué à croître, mais d'une manière peu sensible.
Enfin, en comparant le degré d'accroissement des membres inférieurs
au degré d'accroissement des membres supérieurs, j'ai observé des cas
dans lesquels les membres supérieurs seuls avaient continué à se déve-
lopper, tandis que les inférieurs étaient restés stationnaires, mais jamais
je n'ai observé l'inverse. Ce fait du défaut d'acroissement ou simplement
d'un ralentissement dans l'accroissement en longueur des os, chez les enfans rachitiques, m'a paru subordonné à l'influence du degré de la maladie; avec un rachitisme très prononcé, l'accroissement était complètement suspendu; avec un degré moindre, l'accroissement n'était que di-
minué. La manière dont ce fait se comporte à l'égard de la terminaison
du rachitisme confirme encore sa subordination à l'influence directe de
cette maladie. Ainsi dès que la période de consolidation ou de résolution
a commencé, la croissance des os en longueur reprend, mais presque

toujours avec moins d'activité que chez les sujets qui n'ont pas eu le rachitisme, et ce ralentissement d'accroissement continue jusqu'à la cessation du développement du squelette, en sorte que la somme de réduction que présentent les os longs chez les adultes rachitiques se compose de deux résultats additionnés : de la réduction provenant d'un véritable arrêt, ou simplement d'une diminution d'accroissement pendant la maladie, et d'une diminution d'accroissement postérieure à la maladie. Je pense d'ailleurs qu'à l'influence du degré de l'affection, considéré comme cause immédiate de l'arrêt de développement plus marqué des os chez les rachitiques, il convient d'ajouter l'influence de l'âge auquel l'invasion de la maladie a eu lieu ; car les adultes rachitiques qui sont restés les plus petits sont ceux qui avaient été pris de la maladie à un âge plus avancé, à cinq, six ou sept ans.

J'ai cru voir en outre que chez ces individus les os avaient moins de tendance à se courber, et que la maladie s'accusait surtout par le gonflement des épiphyses et le raccourcissement des os longs.

Telles sont mes observations relatives à la réduction des os rachitiques. Ces observations peuvent se résumer comme il suit :

1° La plupart des os du squelette rachitique sont toujours relativement moins développés en longueur ou en largeur que les os du squelette normal.

2° Cette réduction, indépendamment de celle qui résulte des déformations, peut être portée jusqu'au-delà de la moitié des dimensions normales.

3° La réduction des os rachitiques s'opère suivant la même loi que leur déformation, successivement de bas en haut, et graduellement de haut en bas.

4° La série décroissante des réductions rachitiques de bas en haut est représentée par une série régulière de nombres qui permet de déterminer approximativement, la dimension d'un os étant connue, la dimension des autres parties du squelette.

5° La réduction des trois diamètres du grand bassin suit la réduction des dimensions de ses parties composantes ; le degré de cette réduction peut se calculer par la moyenne des réductions du fémur et de l'humérus.

6° La réduction plus grande des membres inférieurs comparée à celle des membres supérieurs établit entre ces parties des rapports de longueur qui répètent et perpétuent exactement ceux de l'âge où la maladie s'est développée.

7° La réduction des os considérée chez les adultes rachitiques est le résultat composé de l'arrêt de développement du système osseux sous l'influence directe de la maladie et du ralentissement consécutif de son accroissement postérieur à la maladie.

8° La réduction des os rachitiques est un caractère général et aussi constant de la maladie que leur déformation.

B. ALTÉRATIONS DE TEXTURE DES OS RACHITIQUES.

La question des altérations de texture des os rachitiques a, depuis longtemps, et un grand nombre de fois, occupé les anatomistes. Parmi les auteurs qui ont publié leurs observations sur ce point important, il n'en est pas deux dont les résultats s'accordent. Cette diversité d'opinions m'a paru être une preuve de l'inexactitude de la plupart d'entre elles, et je me la suis expliquée tout d'abord par une cause qui rend presque toujours raison des dissidences et des oppositions qui règnent entre les hommes qui observent et étudient les faits pathologiques. Cette cause est trop clairement démontrée, en ce qui concerne le rachitisme en particulier, pour que je ne l'indique pas ici, d'autant plus qu'elle aura pour résultat de faire admettre définitivement ce qu'il y a de vrai dans les observations de ceux qui m'ont précédé.

Tous les auteurs qui ont rendu compte des altérations de texture des os rachitiques ont considéré le rachitisme comme une affection, la même à toutes les époques de son développement, abstraction de ses périodes, de ses degrés, de sa forme aiguë ou chronique. En ouvrant un os rachitique, l'altération qu'ils croyaient y voir était pour eux le fait unique de la maladie, et si ce fait était en opposition avec ceux précédemment indiqués, ces derniers étaient déclarés controuvés, hypothétiques et regardés comme non avenus. Cependant les altérations de texture du tissu osseux chez les rachitiques ont leurs phases, leur commencement, leurs degrés, leurs périodes et leur terminaison. Liées à la maladie, dont elles ne sont qu'une manifestation partielle, elles suivent le cours de son développement, commencent, grandissent, diminuent, s'effacent, ou se perpétuent avec certaines apparences, qui varient comme les autres caractères et les autres symptômes de l'affection qui les produit. On comprend difficilement, en effet, que cette erreur puisse être commise, et elle l'a cependant presque toujours été dans l'observation de toutes les maladies, du moins à l'origine de leur étude. Ce qui va suivre prouvera qu'on en était encore à cette confusion des faits à l'égard du rachitisme.

Après avoir ouvert et examiné de près un grand nombre d'os rachitiques, je suis arrivé à me convaincre que les altérations de texture qu'ils présentent sont positivement différentes, suivant qu'elles appartiennent à la période d'incubation de la maladie, à la période de déformation, à la période de résolution, et suivant que le rachitisme s'est complètement résolu ou qu'il est passé à l'état chronique. Je vais indiquer les différentes altérations propres à chacune de ces phases de la maladie, que je réunis dans deux catégories, la première comprenant toutes les périodes et les degrés du rachitisme *aigu* ou *récent,* et la seconde toutes les périodes et les degrés du rachitisme *ancien* ou chronique.

a. TEXTURE DES OS DANS LE RACHITISME RÉCENT OU AIGU.

1° ALTÉRATIONS DE TEXTURE PROPRES A LA PÉRIODE D'INCUBATION RACHITIQUE. — Il est assez difficile de se procurer des os rachitiques appartenant à cette période de la maladie; premièrement, parce que la déformation du squelette n'existe pas encore, du moins d'une manière très sensible, et, secondement, parce que le rachitisme à cette période ne paraît pas susceptible de causer la mort. Cependant, il n'est pas rare de voir succomber à d'autres maladies aiguës intercurrentes, telles que la pneumonie et l'hydrocéphale aiguë, les enfans qui sont déjà minés par une affection débilitante, comme le rachitisme. Le tout dans ces cas est de démêler les symptômes qui sont propres au rachitisme et qui l'annoncent, au milieu des symptômes propres à l'affection intercurrente. Ces symptômes, au milieu d'autres phénomènes moins marqués et moins importans, sont une diarrhée déjà ancienne, des sueurs nocturnes abondantes, une sensibilité exagérée des membres, la répugnance des enfans et la difficulté qu'ils éprouvent pour se tenir sur les jambes ; enfin, un léger gonflement des articulations. J'ajouterai d'ailleurs immédiatement qu'il n'est pas rare de rencontrer chez des sujets dont les membres inférieurs sont déjà atteints de déformations caractéristiques de la seconde période du rachitisme, les os des membres supérieurs, l'humérus particulièrement, avec les altérations propres à la période d'incubation. Voici en quoi consistent ces altérations :

Lorsque l'on coupe en deux moitiés longitudinales un os rachitique de la première période, on trouve une quantité remarquable de matière sanguinolente épanchée dans le canal médullaire et au niveau des épiphyses, distendant les aréoles du tissu spongieux. Cette matière n'est pas d'un rouge vif comme le sang ordinaire, mais d'un rouge un peu foncé. En comprimant les cellules des extrémités épiphysaires, le liquide épanché en coule avec abondance. Un examen plus immédiat fait voir qu'une certaine quantité de cette matière existe entre le périoste et la couche la plus externe de la diaphyse et entre la membrane médullaire et sa couche osseuse la plus interne. On remarque, en outre, un troisième fait plus important, c'est la présence du même liquide entre plusieurs lamelles du tissu compacte. Cette dernière circonstance peut s'apercevoir à l'œil nu : en examinant la tranche de l'os coupé, on distingue une série de lignes parallèles plus ou moins continues, rougeâtres, qui sont dues au débordement du liquide sanguinolent. Ce fait devient de plus en plus appréciable lorsqu'on enlève d'abord le périoste, puis les couches successives du tissu compacte, qui se détachent avec assez de facilité. Au moyen de cette opération, on peut mettre à nu une couche entière du liquide épanché entre deux lamelles et en étudier les caractères. D'abord, il est d'une consistance aqueuse, pouvant disparaître par des lotions d'eau, comme par la dessiccation; il paraît être le même entre le périoste et la première couche osseuse, entre la membrane médullaire et la couche la plus interne. A un degré plus avancé, la même substance fait place à un dépôt de matière gélatiniforme, qui s'organise à la façon des fausses membranes, c'est-à-dire qu'on y distingue des myriades de petits vaisseaux, qui s'entrecroisent en formant un lacis inextricable. On peut distinguer ces vaisseaux à un grossissement de 25 diamètres seulement; parvenue à ce degré d'organisation, la matière épanchée devient adhérente aux surfaces avec lesquelles elle se trouve en contact, et il n'est plus possible de l'en isoler au moyen de lotions. Le périoste est manifestement injecté et un peu épaissi; une injection poussée dans ses capillaires y développe des arborisations très nombreuses et plus senties que sur l'os sain. Les vaisseaux nourriciers de l'os sont remarquablement développés et le liquide épanché est surtout abondant au niveau de leurs principales divisions. La membrane médullaire est quelquefois épaissie, mais d'une manière moins fréquente et moins sensible que le périoste. Le tissu compacte des os n'est pas encore sensiblement ramolli, cependant il ne se rompt déjà plus aussi facilement et aussi complètement qu'à l'état normal. Les lamelles concentriques, déjà écartées les unes des autres par la présence du liquide épanché, peuvent être séparées avec assez de facilité: desséchées, elles laissent apercevoir une multitude de petits trous d'autant plus marqués et d'autant plus appréciables que les couches osseuses se rapprochent davantage du périoste; les aréoles du tissu spongieux sont dilatées, et l'on en trouve quelquefois un certain nombre réunies, comme si leur cloisonnement avait été détruit par la présence de la matière épanchée en trop grande abondance.

Les altérations que je viens de décrire appartiennent principalement aux os longs. Les tibias, les péronés, les fémurs et les os des membres supérieurs les offrent généralement. Celles qui se remarquent dans les os spongieux et courts sont analogues: ainsi, au premier degré de la période d'incubation rachitique, les os du bassin, les omoplates, et même quelquefois les os du crâne, sont le siége d'un épanchement sanguin remarquable, qui distend leurs cellules et les élargit considérablement. Il en est de même des os du tarse, du carpe et des corps vertébraux. Cependant l'épanchement paraît moins abondant proportionnellement dans ces derniers os que dans les os longs et leurs épiphyses.

Tels sont les caractères immédiats du tissu osseux dans la première période du rachitisme. Ces caractères se résument dans un fait général, savoir : épanchement général de sang, devenu moins visqueux, moins consistant, dans tous les interstices du système osseux, qui en est comme infiltré.

2° ALTÉRATIONS DE TEXTURE DE LA SECONDE PÉRIODE DU RACHITISME. — Lorsqu'on ouvre des os longs atteints de rachitisme arrivé à la seconde période, c'est-à-dire offrant des déformations assez marquées, mais récentes, voici ce qu'on rencontre : on aperçoit, vers les épiphyses, à leur union avec la diaphyse, une substance spongieuse, à mailles très fines, très serrées, consistante, élastique, qui ne résulte pas d'une transformation du tissu spongieux ordinaire, mais qui est une addition pathologique de nouvelle formation, placée, soit à l'extérieur du tissu spongieux normal, soit dans les cellules mêmes de ce tissu, mais en plus grande quantité au point de jonction de l'épiphyse avec la diaphyse. Ce tissu de nouvelle formation ne se rencontre pas seulement à l'extrémité des os longs ; son existence est aussi générale que celle de la cause dont il tire son origine. J'ai fait remarquer que, vers la fin de la première période, la matière épanchée dans tout le tissu osseux, principalement celle qui est fournie par le périoste, et celle qui se dépose entre les lamelles concentriques des os longs, présente des traces d'organisation évidentes par de nombreuses arborisations vasculaires et par un accroissement de consistance de la matière épanchée. Eh bien, cette organisation rudimentaire est la première phase de l'organisation plus avancée de la même matière, qui, partout où elle s'était offerte pendant la première période du rachitisme sous forme d'épanchement sanguin, se présente dans la seconde période sous l'apparence d'un tissu spongieux très fin, plus ou moins abondant, plus ou moins appréciable, et parvient à un degré d'organisation osseuse plus ou moins avancé ; car, il est possible, ainsi que j'en dirai plus tard les raisons, que le même sujet offre simultanément, dans les différentes parties de son squelette, des altérations appartenant à plusieurs périodes de la maladie. Quoi qu'il en soit, le type caractéristique des altérations de texture propres à la seconde période du rachitisme, c'est la présence d'un tissu spongieux très fin dans toutes les parties du squelette, lorsque la maladie existe à un degré assez intense. Ainsi, les os courts comme les os longs, les os plats comme les os purement spongieux, présentent ce nouveau tissu à des degrés variables. Les os du bassin, les omoplates, les clavicules, le sternum, les vertèbres, et même les os du crâne, renferment des quantités plus ou moins considérables de ce tissu. On peut s'en assurer par des coupes de ces os à l'état frais et même à l'état sec. Sur le cadavre, les tranches de ces os, comme les tranches des omoplates et des os coxaux, offrent ordinairement une plus grande épaisseur qu'à l'état normal. L'on voit distinctement que cet excès d'épaisseur n'est dû qu'à la présence d'une couche de tissu spongieux de nouvelle formation, couche plus ou moins épaisse, qui est ordinairement interposée entre le périoste et l'os. On distingue facilement cette couche de l'os ancien, en ce que ses mailles sont plus fines, plus denses, moins résistantes, et sont d'une couleur moins foncée. Elle peut, d'ailleurs, en être enlevée avec la plus grande facilité. A l'état sec, le tissu spongieux de nouvelle formation, auquel j'ai donné le nom de tissu spongoïde pour le différencier du tissu normal, se conserve sous l'apparence d'une couche contractée, de couleur fauve, contrastant avec la couleur naturelle de l'os. Mais ce fait est surtout palpable dans la diaphyse des os longs.

J'ai montré que dans la période d'incubation, l'épanchement avait lieu entre le périoste et la surface de l'os, entre la membrane médullaire et la dernière couche osseuse, et enfin entre les lamelles du tissu compacte qui se dédoublent et s'exfolient en quelque façon; eh bien! la transformation spongieuse y est encore plus sensible qu'au niveau des épiphyses et dans les os plats et courts. Cette matière de nouvelle formation est quelquefois tellement abondante qu'elle détermine un écartement de plusieurs lignes entre le périoste et l'os, et au moyen du dédoublement des lamelles du tissu compacte, force ce dernier à refluer vers le canal médullaire qui diminue considérablement et finit quelquefois par être entièrement oblitéré. Cette particularité se remarque surtout lorsque les os sont courbés, et elle s'observe du côté de la concavité des courbures, tandis que du côté de la convexité les lamelles du tissu compacte continuent à être serrées et le périoste à être immédiatement appliqué sur l'os. Cette différence entre le côté convexe et le côté concave des courbures, relativement à la présence du tissu spongoïde, paraît tenir à ce que la matière épanchée n'ayant pu se loger entre les couches osseuses et le périoste du côté convexe, a été forcée de refluer par la compression des lames de la convexité entre les lamelles et le périoste correspondant à la concavité. Là, en effet, cette matière a pu s'accumuler sans obstacle et y être remplacée par du tissu spongoïde. On en trouve quelquefois une couche de trois à quatre lignes d'épaisseur entre le périoste et l'os. Dans ces cas, le périoste est, comme dans la période précédente, le siége d'une vascularité très développée, et il a acquis une consistance et une densité sensiblement exagérées. On ne peut mieux s'en assurer qu'en comparant le périoste correspondant au côté concave, au périoste du côté convexe des courbures. Du côté convexe il est presque dans les conditions normales; du côté concave il est évidemment hypertrophié, et la matière spongoïde qui est déposée à sa surface en est difficilement séparée. Cette disposition s'offre à un degré exagéré au niveau des courbures anguleuses que présentent quelquefois certains os longs, comme les humérus, les fémurs, etc.

En même temps que la matière épanchée acquiert les caractères que je viens d'indiquer, le tissu osseux proprement dit offre quelques modifications de consistance et de structure qu'il n'est pas moins important de signaler.

Les os longs sont fléchis assez facilement sans se rompre; quelquefois même l'action musculaire suffit pour les courber. Les os plats, comme ceux du crâne et du bassin, se laissent déprimer avec le pouce; mais pour que cette dépression soit possible, il faut que le rachitisme ait été porté à un degré très prononcé. L'instrument tranchant les divise comme du cartilage un peu ferme : quand des fractures ont lieu accidentellement dans les os longs, elles ne sont jamais complètes; une partie de la diaphyse a fléchi simplement en présentant dans le sens longitudinal des fentes incomplètes. Voilà pour les faits les plus superficiels; mais ils suffisent déjà pour attester que le tissu osseux proprement dit a subi un certain degré de ramollissement véritable. En pénétrant plus avant dans l'examen de la contexture et de la consistance de l'os, on acquiert d'autres preuves de ce ramollissement. Ainsi les lames que l'on dédouble et que l'on isole peuvent être réduites à des filamens que l'on tord, que l'on plie en tous sens sans les rompre. Une torsion et une compression un peu fortes en font suinter un liquide sanguinolent. Lorsqu'on soumet ces fragmens de lamelles au microscope, on aperçoit une multitude de petits points rosâtres qui sablent pour ainsi dire la substance osseuse elle-même. Ces points sont surtout appréciables dans les lames les plus superficielles du côté concave des courbures. Enfin, lorsqu'on soumet les lamelles du tissu compacte et même les os entiers à la dessiccation, on aperçoit dans les points correspondans à la concavité des courbures principalement, une multitude de petits trous, dont quelques-uns attestent, par leur développement exagéré, le développement proportionné des petits vaisseaux auxquels ils donnaient passage.

Tous ces changemens, qui attestent une altération dans la consistance du tissu osseux proprement dit, ne se remarquent pas seulement dans les os longs. Dans les os plats et courts, la table externe offre des modifications analogues. Comme je l'ai déjà dit, elle cède à la pression des doigts, elle se laisse couper avec la plus grande facilité. Quelquefois elle est considérablement amincie par le dédoublement de ses lamelles les plus internes. Il est donc incontestable qu'indépendamment de la formation d'un tissu nouveau, spongoïde, caractérisant la seconde période du rachitisme, le tissu osseux proprement dit éprouve dans cette période un véritable ramollissement.

Quant aux changemens de structure, ils ne sont pas moins réels, mais ils sont un peu différens, suivant certaines conditions qu'il est important de déterminer. Dans les cas les plus ordinaires, la séparation et le dédoublement plus ou moins considérable des lamelles par la matière de l'épanchement rachitique nouvellement organisé, est la seule altération qui se remarque pendant la seconde période du rachitisme. Ce dédoublement est bien le résultat d'une séparation mécanique, et non d'une usure interstitielle du tissu osseux ; car les espaces qui en résultent sont presque toujours exactement concentriques, et ils répondent d'ailleurs à la séparation qu'on observe pendant la première période, alors qu'une couche de liquide seulement s'est interposée entre ces lamelles. Il n'y a donc, dans les cas ordinaires, qu'un simple dédoublement des couches concentriques de la diaphyse, sans usure ou destruction interlamellaire. A un degré plus prononcé, c'est-à-dire lorsque l'épanchement a été très considérable, soit à la surface de l'os, entre le périoste et la première couche, soit entre les lamelles concentriques, la texture de l'os proprement dite peut offrir deux sortes de changemens. Ou bien, les lamelles ont été considérablement écartées les unes des autres, et leurs communications vasculaires ont été brisées et interrompues; dans ce cas, les lamelles osseuses peuvent se détacher de la couche principale, tomber en détritus et constituer une manière d'être particulière des os rachitiques que j'ai désignée et décrite, comme on le verra plus bas, sous le nom de *consomption rachitique;* ou bien l'abondance de la matière spongoïde déposée à la surface de la concavité de l'os a fait refouler les lamelles de l'os proprement dit dans le canal médullaire, et alors les lamelles offrent une solution de continuité plus ou moins complète au niveau du centre de l'épanchement, ou bien seulement une courbure anguleuse d'où, dans l'un ou l'autre cas, peuvent résulter l'extrême courbure de l'os, et même une apparence de fracture incomplète. Ces modifications, comme on le voit, ne sont pas absolues; elles sont au contraire liées à des conditions spéciales, et n'expriment dans aucun cas le fait général de la destruction et de la disparition du tissu osseux proprement dit, dans la seconde période du rachitisme; ce dernier résultat n'existe jamais qu'incomplètement et d'une manière accidentelle, et il est lié à un degré extrême de la maladie, lequel degré s'exprime, comme on le verra plus tard, par des altérations consécutives qui tranchent complètement avec les caractères généraux les plus fréquens du tissu osseux rachitique.

3° ALTÉRATIONS DE TEXTURE DE LA TROISIÈME PÉRIODE DU RACHITISME.
— A mesure que les symptômes généraux du rachitisme se dissipent et
annoncent la période de résolution de la maladie, le tissu osseux suit
dans ses phases une progression et une transformation analogues. Le
tissu spongoïde des épiphyses se résorbe en partie et la partie restante
acquiert de la consistance et perd de sa flexibilité : le liquide qui le bai-
gnait disparaît de plus en plus, ses mailles s'élargissent et se solidifient.
Dans la diaphyse, d'autres changemens ont lieu : les interstices résultant
du dédoublement des lamelles se comblent par de véritables dépôts de
phosphate calcaire. Peu à peu les lignes de séparation s'effacent, la
couche du tissu spongoïde qui s'était organisée entre le périoste et l'os,
entre la membrane médullaire et la surface interne de l'os, se transforme
successivement en tissu compacte, et toute la trame osseuse de la diaphyse offre bientôt l'aspect homogène de l'os primitif. On peut suivre
cette transformation à l'œil nu de la manière la plus facile : les interstices
des lamelles se comblent et se resserrent par degrés; les fendilles qu'on
aperçoit d'abord sur la tranche de l'os coupé n'offrent bientôt plus que
des apparences linéaires très ténues, accusées par la couleur rougeâtre
du tissu spongoïde dont il ne reste plus que des traces à peine sensibles.
Enfin à mesure que les nouvelles couches acquièrent les caractères et
la consistance du tissu compacte, celui-ci reprend sa solidité normale
primitive, et finit même par arriver à une dureté et à une compacité ex-
traordinaires. J'ai désigné cet état sous le nom d'*éburnation*, parce
qu'en effet les os rachitiques offrent à cette période l'aspect et la dureté
de l'ivoire, et que quelque force que l'on emploie, il est impossible de
vaincre les courbes qu'ils offrent sans fracturer les os. Cette transformation est complète quelques années après la disparition des symptômes
aigus du rachitisme, et d'autant plus complète que le sujet s'avance vers
l'âge adulte, et alors que la constitution générale a recouvré tous les at-
tributs de la santé.

Enfin, à mesure que la période de résolution s'accomplit les os longs
qui étaient très courbés, les tibias et les péronés principalement, s'apla-
tissent et se rapprochent de la figure d'une lame de sabre courbée. Lors-

qu'à cette époque on les divise longitudinalement, on trouve quelquefois jusqu'à près d'un pouce d'os compacte entre le bord concave de l'os et le canal médullaire. Cette augmentation dans la largeur de la partie compacte de l'os résulte évidemment de la transformation des couches primitivement spongoïdes de l'os rachitique, confondues avec les couches de l'os ancien. On peut souvent retrouver encore dans des lignes longitudinales les traces de cette fusion.

Les changemens qui s'opèrent pendant la troisième période du rachitisme dans les os plats et courts ou spongieux sont moins remarquables et moins absolus. Quelquefois les os plats deviennent très lourds, très durs, très compactes, et le tissu spongoïde y a fourni évidemment les élémens de cette hypérostose. Ainsi les os coxaux deviennent quelquefois d'une épaisseur et d'une dureté considérables. J'ai observé, entre autres, un bassin fort curieux sous ce rapport, qui m'a été communiqué par M. Legrand de la Maternité. Il pesait le double au moins d'un bassin ordinaire et ses parois avaient acquis une épaisseur et une compacité en plusieurs endroits triple ou quadruple de son épaisseur normale. Les os du crâne offrent aussi très souvent le même développement : j'en ai vu et décrit plusieurs exemples dans lesquels les pariétaux principalement avaient triplé d'épaisseur. Lorsqu'on divise le crâne des sujets qui sont dans ces conditions, on aperçoit une multitude de petites granulations rougeâtres, sablées, très denses, très serrées, qui conservent encore quelque chose des caractères du tissu spongoïde. Tout le diploë est envahi par ces granulations, et l'os entier est d'une dureté et d'une pesanteur remarquables. Dans les os tout à fait spongieux, comme les corps vertébraux et les os du tarse, les caractères de la période de résolution offrent encore quelques apparences distinctes. Leur volume ne reste pas toujours augmenté et même il le demeure rarement; mais leur surface est inégale et raboteuse, parsemée de dépressions et de saillies alternatives, qui attestent une ancienne altération de la consistance de leur tissu. Les vertèbres sont surtout remarquables sous ce rapport : leurs surfaces libres sont bossuées ou déprimées; on dirait qu'elles ont été momentanément gonflées, et que, obligées de revenir sur elles-mêmes par la disparition ou la résorption de la matière qu'elles contenaient, elles se sont affaissées et contractées pour combler les vides restans, et s'adapter à leur contenu actuel. Dans tous les cas, elles sont écrasées en avant ou sur les côtés à un degré très considérable. Quant à leur consistance, elle est généralement plus grande : il est souvent presque impossible de diviser les corps des vertèbres qui ont été anciennement atteintes de rachitisme. Leur substance compacte est hypertrophiée et formée d'une croûte de phosphate calcaire très dure.

Le périoste dans cette période est fortement adhérent à l'os; il est redevenu ce qu'il était; il n'est pas plus épais ni plus injecté qu'à l'état normal, si ce n'est peut-être du côté concave où il conserve quelquefois une consistance plus forte.

Telles sont les altérations de texture qui s'observent pendant les trois périodes du rachitisme chez les jeunes sujets, et qui peuvent constituer les caractères immédiats du *rachitisme récent.*

b. TEXTURE DES OS DANS LE RACHITISME ANCIEN OU CHRONIQUE.

La texture des os dans le rachitisme ancien se présente sous deux états distincts suivant que la maladie s'est complètement résolue et ne laisse d'autres traces que la déformation du squelette, ou suivant que la texture des os offre des altérations qui ont persisté après la disparition des symptômes du rachitisme aigu.

Dans le premier cas, c'est-à-dire lorsque la maladie a cessé depuis longtemps, en ne laissant d'autres altérations que la déformation du squelette, la texture des os continue à être celle que j'ai désignée dans la troisième période du rachitisme récent, sous la dénomination d'*éburnation.* La texture des diaphyses a acquis en effet la dureté et la densité de l'ivoire; toute la partie compacte des os longs offre, malgré des courbures quelquefois très prononcées, une homogénéité et une compacité qui ne sont que le complément de l'état que j'ai attribué à la troisième période du rachitisme récent ou aigu. La seule différence qui existe entre l'éburnation ancienne et récente consiste dans la raréfaction de certaines parties du tissu osseux. En effet, les os rachitiques anciens parfaitement consolidés offrent au niveau de leurs épiphyses et dans la partie aréolaire de leur diaphyse, de larges cellules qui témoignent de la résorption de certaines parties, et de plus la diaphyse des os longs restés courbés est aplatie, comme revenue sur elle-même. Hors cette différence, l'éburnation ancienne offre les caractères accomplis de l'éburnation récente, c'est-à-dire que la partie éburnée de la diaphyse, celle principalement qui répond à la concavité des courbures, est d'une dureté excessive au point d'être difficilement divisée par la scie.

Lorsque la résolution du rachitisme n'a pas été complète à cause de l'intensité de la maladie, et que, par suite d'un épanchement très considérable, il y a eu dédoublement et écartement extrêmes des lamelles du tissu compacte et dilatation excessive des aréoles du tissu spongieux, le tissu osseux est passé, comme je l'ai dit, à l'état de *consomption rachitique*. Dans cette condition, la couche extérieure des os, principalement celle des épiphyses et des os plats, est réduite à une pellicule très mince, transparente, fragile, cédant à la plus simple pression des doigts.

Tout l'espace circonscrit par cette espèce de coque osseuse est occupé par de larges cellules qu'on dirait résulter de plusieurs aréoles réunies, et dans lesquelles flottent plus ou moins librement des débris de lamelles perdus au milieu d'une moëlle graisseuse, jaunâtre, nuancée en quelques endroits de plaques rougeâtres. Ces cellules n'occupent pas seulement les os spongieux et les extrémités des os longs : elles envahissent le canal médullaire de ces derniers; elles sont d'ailleurs remplies de graisse et quelquefois de parcelles de lamelles ou de lamelles entières isolées, qui ne paraissent pas avoir d'adhérence avec la diaphyse. Lorsque ces os sont desséchés, ils se réduisent à une enveloppe très ténue, à demi-transparente, extrêmement fragile, quoique presque toujours baignée d'une matière huileuse. Les lamelles qui étaient plongées dans le tissu médullaire deviennent libres, comme à demi-enroulées, extrêmement minces et fragiles. Elles ne paraissent avoir avec le tissu compacte que des adhérences incomplètes. Cette altération n'est pas toujours aussi prononcée ni aussi générale : souvent les épiphyses seules en sont atteintes, et la partie moyenne de la diaphyse est éburnée; d'autres fois, l'épiphyse et la diaphyse la présentent simultanément à un haut degré, et il suffit du plus petit effort pour fracturer l'os. Suivant ces deux cas, les os sont atteints de *consomption rachitique, complète* ou *incomplète*.

Le mécanisme de la consomption rachitique me paraît fort simple et consiste uniquement dans le dédoublement considérable des lamelles osseuses, au point d'interrompre leurs communications vasculaires et de les frapper plus ou moins complètement de mort. On peut constater directement ce mode de formation de la consomption rachitique pendant la première période du rachitisme aigu ou récent. Les os des jeunes sujets atteints de rachitisme à ce degré offrent une exfoliation remarquable de leur tissu, au point que la couche corticale de tous les os est réduite à une simple pellicule. Je possède plusieurs squelettes de jeunes sujets où cette exfoliation du tissu compacte est évidente. On conçoit que les parties qui ont été ainsi violemment disjointes ne puissent, quand la maladie se résout, se réunir, et que la matière de l'épanchement rachitique, dépourvue de communications vasculaires, ne puisse s'organiser et revêtir successivement les caractères du tissu osseux, sans les élémens qui doivent lui venir du périoste ou de la membrane médullaire.

Telles sont mes observations concernant les différentes altérations de texture propres aux différentes phases du rachitisme; ces observations peuvent se résumer comme il suit:

1° La texture des os rachitiques offre des caractères tout à fait différens, suivant qu'on les observe pendant la période d'*incubation du rachitisme*, pendant sa *période de déformation*, pendant sa *période de résolution*, différentes au *commencement et à la fin* de chacune de ces périodes, différentes enfin suivant les *degrés et l'ancienneté de l'affection*.

2° Pendant la période d'incubation du rachitisme, il se fait un épanchement de matière sanguinolente dans tous les interstices du tissu osseux, dans les cellules du tissu spongieux, le canal médullaire, entre le périoste et l'os, entre les lamelles concentriques de la diaphyse, entre les épiphyses et les diaphyses, entre les noyaux épiphysaires et leurs cellules, dans les os courts et les os plats comme dans les os longs, en un mot dans toutes les parties du squelette et dans tous les points du tissu osseux où se distribuent les radicules des vaisseaux nourriciers. De cet épanchement résulte le dédoublement des parties composantes du tissu et le gonflement, le boursoufflement des différentes portions du squelette.

3° Pendant la seconde période du rachitisme, période de déformation, en même temps que la trame du tissu osseux perd de sa consistance et se ramollit, la matière qui continue à se déposer dans tous les interstices du tissu osseux tend à s'organiser; elle passe successivement de la forme cellulo-vasculaire à la forme cellulo-spongieuse. Cette matière de nouvelle formation est surtout abondante entre le périoste et l'os, entre la membrane médullaire et le canal, entre le périoste et la table externe des os plats, et entre les lames de ces dernières.

4° Pendant la troisième période, la période de résolution, le tissu de nouvelle formation dans les os longs et dans quelques os plats et courts, passe à l'état de tissu compacte, et tend à se confondre avec l'ancien tissu qui recouvre sa dureté première. Cette addition d'un tissu nouveau au tissu ancien donne une très grande épaisseur et surtout une très grande largeur à quelques parties des os qui avaient été le siége de l'organisation du tissu spongieux nouveau de la période précédente.

5° Dans l'état que j'ai désigné sous la dénomination de *consomption rachitique* et qui résulte d'un degré exagéré de l'affection, le dédoublement et l'écartement des parties composantes du tissu osseux a été tel que leur réunion ne s'est pas opérée et que l'organisation de la matière épanchée n'a pas eu lieu. Dans cet état les cloisons et les lamelles osseuses sont restées écartées, et la consistance de l'os primitif a été réduite au point que leur couche extérieure n'est plus formée quelquefois que par une pellicule mince.

6° La texture des os rachitiques chez les adultes, quand la maladie s'est complètement résolue, offre une compacité et une dureté supérieures à celle de l'état normal. Dans cet état que j'ai appelé *éburnation rachitique*, on ne distingue plus aucune trace de la réunion des élémens de l'ancien os avec ceux de l'os nouveau.

C. Influence du rachitisme sur les progrès de l'ossification.

Les auteurs qui se sont occupés de la question de savoir si le rachitisme exerce une influence quelconque sur les progrès de l'ossification, l'ont résolue souvent d'une manière contradictoire: les uns ont dit que le travail de l'ossification leur avait paru continuer comme dans les circonstances ordinaires, d'autres que le ramollissement même du tissu osseux était une condition qui retardait nécessairement la consolidation de ce tissu: cette divergence d'opinions tient au défaut d'observations précises et est née d'observations faites dans des circonstances différentes.

L'appréciation de l'influence du rachitisme sur les progrès de l'ossification ne peut donc ressortir d'une manière complète que de l'examen du tissu osseux dans les différentes périodes de la maladie et à des distances plus ou moins marquées de son invasion; de plus les faits qui expriment cette influence ne sont pas tous du même ordre; ils appartiennent à deux catégories distinctes: les uns sont relatifs à l'état de l'ossification proprement dite, c'est-à-dire à la transformation du tissu cartilagineux en tissu osseux; les autres au mode de jonction des épiphyses, au degré de soudure des parties primitivement séparées et disjointes.

Relativement au travail de l'ossification proprement dite, il paraît difficile au premier abord, en s'en tenant seulement aux phénomènes extérieurs, de distinguer ce qui est l'effet du retard de l'ossification, de ce qui tient au ramollissement morbide. Ainsi l'on voit fréquemment le sternum et les côtes conserver une souplesse et une élasticité telles pendant l'existence du rachitisme, qu'on peut les déprimer sous les doigts avec la plus grande facilité; il arrive même que le sternum peut se ployer en deux et former une courbe rentrante de haut en bas. Ces résultats sont-ils dus au ramollissement morbide ou bien à l'effet d'un retard de l'ossification? Je pense qu'ils sont dus à la fois à ces deux causes. Pour s'en convaincre il convient d'examiner l'état du tissu osseux comparativement chez des sujets rachitiques et chez des sujets sains du même âge. Cette inspection m'a montré que chez les rachitiques pendant la seconde période et au

commencement de la troisième, on distingue un plus grand nombre de filamens ou de noyaux cartilagineux au milieu du tissu osseux proprement
dit. Les filamens cartilagineux s'aperçoivent plus facilement dans les corps
des vertèbres, les noyaux cartilagineux dans les épiphyses. Ces derniers
s'offrent sous forme de petits corps arrondis, séparés du noyau principal,
et comme perdus dans la substance spongieuse ; leur couleur est moins
franche, un peu bleuâtre; ils sont d'ailleurs assez peu unis à la substance
spongieuse ; lorsqu'on les en détache avec la pointe du scalpel, ils laissent à la place qu'ils occupaient une excavation analogue à celle que
laissent les tubercules des os.

Relativement au mode et au degré d'union des épiphyses avec la diaphyse des os longs, il est de toute évidence qu'il y a chez les rachitiques
un retard marqué. La divulsion des épiphyses s'opère avec la plus grande
facilité, et l'on trouve pendant la première période du rachitisme au point
de réunion de l'épiphyse avec la diaphyse, du sang épanché comme on
en trouve entre le périoste et le tissu compacte de la diaphyse. Ce phéno-
mène devient surtout très sensible lorsque l'on fait sécher un squelette
rachitique; toutes les épiphyses des os des membres se décollent de la
diaphyse avec la plus grande facilité. Cette disposition rend bien compte
du décollement des épiphyses que plusieurs auteurs disent avoir observé
à la suite de certaines maladies éruptives ; or on sait que dans ces circonstances le sang a souvent perdu une partie de sa plasticité, et que
c'est sous l'influence des mêmes circonstances, comme je le démontrerai
plus tard, que se développe le rachitisme.

Enfin des effets analogues se remarquent dans les os primitivement
composés de parties distinctes, comme le sternum, l'os coxal, etc.; les
pièces de ces os paraissent se réunir plus tardivement que dans l'état
normal. Les pièces du sternum, par exemple, montrent cet effet au
plus haut degré. Presque toujours les différentes brisures dont il est
composé restent disjointes, et cette disjonction se perpétue pendant
toute la vie. On peut s'assurer de ce fait sur presque tous les squelettes
d'adultes qui offrent des traces d'un rachitisme porté à un haut degré. Le
résultat de cette disjonction est une saillie anormale du sternum au niveau

de la réunion de ses parties composantes. On peut encore observer le même effet, mais d'une manière moins prononcée, sur l'os coxal, parce que l'ossification des parties qui le composent n'est achevée que fort tard. Cependant à leur degré de disjonction et à la facilité avec laquelle ils se séparent, il est impossible de méconnaître un des résultats de l'influence du rachitisme.

Le résultat final ou collectif fourni par ces deux ordres de faits, savoir: la persistance d'un nombre plus marqué de noyaux cartilagineux, la disjonction des épiphyses et la réunion plus tardive des pièces composantes des os multiples, attestent sans aucun doute un retard dans le travail de l'ossification.

Telle est la série des faits composant l'histoire purement anatomique du rachitisme. La plus grande partie de ces faits sont nouveaux, et le résultat de mes recherches propres : quelques-uns de leurs élémens avaient été indiqués, mais indiqués seulement, et d'une manière plus ou moins incomplète par les auteurs qui m'ont précédé. Parmi ceux-ci, je citerai particulièrement Bichat, Léveillé, Stanley, MM. Guersant, Rufz et Dugès, les seuls qui aient donné des remarques dignes d'attention sur l'anatomie pathologique du rachitisme. Ainsi, Bichat avait déjà noté, dans la partie moyenne des os longs chez les rachitiques, un tissu osseux comme aréolaire, mais qu'il faisait résulter de l'extension et de l'écartement des fibres osseuses (1). Léveillé avait reproduit la même opinion. On doit à M. Rufz quelques observations beaucoup plus précises et plus détaillées (2). Cet auteur avait déjà remarqué la disposition lamellaire des os longs et la présence d'un suc médullaire rougeâtre déposé entre chacune de ces lamelles, comme entre les cellules de la substance spongieuse, et le gonflement des épiphyses par la présence d'un tissu spongieux de nouvelle formation. Mais, outre qu'il ne paraît pas avoir soupçonné la liaison de ces altérations du tissu osseux avec les autres altérations et les autres transformations antérieures et postérieures correspondant aux différentes pé-

---

(1) Bichat, ANATOMIE GÉNÉRALE, édit. de Chaudé, t. III , p. 31.
(2) GAZETTE MÉDICALE, 1834, pag. 68 et 69.

riodes de la maladie, il a circonscrit dans ces seuls faits, considérés d'une manière absolue, toutes les altérations de texture des os rachitiques, en méconnaissant d'ailleurs que celles des altérations qu'il avait notées dans un seul point des os longs, savoir : l'existence d'un tissu spongieux nouveau à la réunion de l'épiphyse avec la diaphyse est un fait général, qui se retrouve dans toutes les parties du squelette, dans toute la longueur des os longs à leur surface et à leur intérieur, à la surface de tous les os plats, comme entre les lames de leur table; partout, en un mot, où je l'ai signalé comme conséquence d'une altération de l'ossification, comme succédant à l'épanchement général de la première période du rachitisme, et comme devenant la trame de l'ossification supplémentaire des os longs, et quelquefois des os plats.

Un auteur anglais, Stanley, avait précédemment publié des remarques sur l'état que présentent les os longs atteints de rachitisme à la fin de cette affection, et tout en constatant le développement insolite du tissu compacte au niveau de la concavité des courbures, il attribuait ce développement, comme M. Rufz (1), à l'hypertrophie du tissu normal, sans rattacher d'ailleurs cette transformation du tissu osseux aux phases anormales qui le précèdent (2). Enfin, M. Dugès avait adopté et confirmé en partie les recherches de MM. Rufz et Stanley. Mais, comme on le voit, tous ces auteurs n'avaient aperçu qu'un ou quelques points isolés de l'anatomie pathologique du rachitisme, sans entrevoir l'origine, la liaison et l'ordre de succession que ces faits avaient entre eux; et même sans reconnaître la généralité actuelle des faits dont ils avaient remarqué quel-

---

(1) Loc. cit.

(2) L'auteur anglais considère d'ailleurs l'élargissement des os rachitiques au niveau de leurs anciennes courbures comme le résultat d'une prévision de la nature, qui cherche à fortifier les parties qui ont le plus d'efforts à supporter. « Ainsi, dit Stanley, il est évident que, dans l'os courbé, la partie où il y a le plus besoin de force pour empêcher qu'il ne cède davantage, c'est le milieu de sa concavité, et c'est dans cette situation que l'os recevra de la force et de la compacité par le dépôt de phosphate de chaux. » (MEDICO-CHIR. TRANSACTIONS, t. VII, p. 404.)

ques manifestations locales. Or, le caractère de la véritable observation, ce n'est pas seulement de constater quelques particularités physiques des phénomènes, de les apercevoir dans un point de leur étendue, mais de les saisir dans leur généralité, de montrer leur origine, leur mode d'évolution, de succession et d'association, de les suivre dans leur série et leurs rapports, de montrer, en un mot, leur signification et leur importance respective; sans cela, l'œil le moins exercé peut apercevoir un ou plusieurs points isolés des plus belles découvertes, un ou quelques anneaux de la chaîne qui fait remonter au point de départ, c'est-à-dire à la cause; mais il n'aperçoit que ces anneaux séparés, et ne saisit point leurs connexions avec ceux qui les précèdent ou les suivent, et surtout n'atteint pas à la signification générale des faits dont il ne peut embrasser que quelques circonstances matérielles.

§ IV. — DIAGNOSTIC DIFFÉRENTIEL DU RACHITISME.

Après avoir fait connaître avec détails les caractères du véritable rachitisme considéré dans sa phénoménalité générale et dans chacun de ses élémens particuliers, il me reste, pour achever le tableau de cette maladie, à la mettre en regard des formes morbides auxquelles on a prêté improprement la même dénomination. L'opposition qui doit résulter de ce rapprochement achèvera, je l'espère, de détruire les analogies superficielles qu'on avait admises traditionnellement.

Les maladies avec lesquelles on a longtemps confondu le rachitisme sont la plupart des *difformités de l'épine, l'affection tuberculeuse des os, et différentes espèces d'ostéomalacie*.

Les difformités de l'épine, improprement attribuées au rachitisme, sont toutes les déviations latérales, de quelque nature qu'elles soient, et les excurvations, principalement les excurvations tuberculeuses. Cette confusion ne paraîtrait plus possible aujourd'hui, surtout à l'égard des affections tuberculeuses de la colonne; elle existe encore néanmoins, même dans les ouvrages spéciaux les plus récens. Ainsi, dans un traité sur les maladies de la moëlle épinière, les termes de *carie de la colonne*, de *mal de Pott* et de *rachitisme,* sont indistinctement employés pour désigner la même maladie. Il n'est donc pas superflu de signaler ces synonymies fâcheuses.

Les déviations latérales de l'épine ne seront plus attribuées exclusivement au rachitisme, parce que le plus grand nombre de ces difformités sont le résultat d'autres causes bien établies, et parce que la véritable déviation rachitique, assez rare d'ailleurs, surtout dans la classe aisée, est accompagnée de circonstances et de caractères qui la font aisément reconnaître. Il suffit de se rappeler que toute difformité rachitique de l'épine a nécessairement été précédée des symptômes généraux du rachitisme, et en particulier des déformations des membres inférieurs. En conséquence, toutes les difformités de l'épine manquant de cet accompagnement, du moins dans l'immense majorité des cas, ne sont point de nature rachitique et ne peuvent être confondues avec le rachitisme. Dans un mémoire particulier sur les déviations rachitiques de l'épine, je spécifierai d'ailleurs les caractères propres à cette espèce de déviation. Ajoutons que le tissu osseux des colonnes atteintes de déviations latérales sans les caractères extérieurs et de connexion que je viens de rappeler, ne présente jamais les modifications de texture si caractéristiques du rachitisme. Les vertèbres n'offrent d'autres altérations que celles qui résultent de leurs changemens de rapport, que des efforts mécaniques anomaux auxquels elles sont soumises, en y comprenant l'influence du degré et de la durée d'action de ces influences, et celle plus générale de la déformation de l'épine sur tout l'organisme, et l'effet de cette réaction sur l'ensemble du tissu osseux.

Les excurvations tuberculeuses et l'affection tuberculeuse des os ne pourront plus être rapportées au rachitisme et confondues avec ce dernier. L'affection tuberculeuse des os et le rachitisme sont en effet deux maladies essentiellement distinctes qui se rencontrent quelquefois chez le même sujet, mais qui ont des causes, des symptômes, des caractères anatomiques et une physionomie générale très différens. Les excurvations tuberculeuses ne sont jamais précédées ou accompagnées de déformations des membres inférieurs, à moins que le rachitisme véritable n'ait existé pour son propre compte, ce que j'ai rencontré un certain nombre de fois. Mais la simultanéité de deux affections différentes aussi faciles à distinguer n'implique pas l'identité de leur nature; et leurs caractères particuliers, quoique existant simultanément chez le même individu, peuvent être reconnus comme s'ils existaient séparément. Je n'ai pas besoin de faire ressortir les oppositions qui résultent de l'âge d'invasion, de la marche, ni du traitement de ces deux maladies. Je me bornerai à rappeler les caractères les plus saillans du tissu osseux dans les affections tuberculeuses qui amènent après elles certaines difformités du rachis. Or, les os atteints de l'affection tuberculeuse sont presque toujours les os spongieux ou les extrémités des os longs. L'affection ne s'annonce jamais avec un caractère de généralité comme le rachitisme ; elle se montre au contraire sur certains points circonscrits du squelette, et les parties qu'elle affecte, comme les vertèbres et les épiphyses des os longs, n'offrent jamais la succession des phases si distinctes des altérations rachitiques ; finalement les tubercules, qu'on regarde à bon droit comme des corps parasites, envahissent successivement les différentes portions de l'os où ils se développent, en les détruisant plutôt mécaniquement que chimiquement, et laissant souvent aux portions conservées de ce tissu, mais avoisinant les points altérés, toute leur dureté, toutes leurs dispositions de texture primitive. On peut se convaincre facilement de ce fait en lavant à grande eau des vertèbres qui sont criblées de tubercules : les portions restantes offrent, à peu de chose près, les caractères du tissu le plus normal. Ces particularités paraîtraient n'avoir plus besoin d'être rappelées pour ceux qui suivent de près les progrès de la science ; mais outre qu'elles sont encore trop peu connues du plus grand nombre, j'ai quelques raisons pour établir avec la précision dont je suis capable, que le rachitisme est anatomiquement tout-à-fait différent de l'affection tuberculeuse des os ; car, dans mes expériences sur la production du rachitisme spontané chez les animaux, il m'est arrivé d'avoir en apparence fort peu de chose à changer dans les conditions de l'expérience, pour produire l'une ou l'autre de ces deux affections.

On a confondu avec plus d'apparence de raison les différentes espèces

de ramollissement du tissu osseux chez les adultes avec le rachitisme exclusivement propre aux enfans; depuis l'histoire de la femme Soupiot,
on leur a même conservé la dénomination de rachitisme. Ce qui a pu
entretenir surtout dans cette erreur, c'est que les meilleurs auteurs
qui ont décrit le véritable rachitisme, comme Glisson, n'ont pas échappé
à cette confusion. Cependant, il m'est démontré que ces deux ordres
d'affections, le ramollissement du tissu osseux chez les adultes, et le rachitisme tel que je l'ai décrit, ne peuvent pas plus être attribués à la même
cause, qu'ils n'offrent ni les mêmes caractères ni les mêmes symptômes.

J'ai déjà établi que le véritable rachitisme est une maladie de l'enfance,
s'observant principalement vers l'âge de 18 mois à 2 ans; que cette maladie est caractérisée par un mode d'invasion, une marche, des périodes et
des altérations de texture tout à fait particulières; or, dans les différentes
espèces de ramollissement du tissu osseux, observé chez les adultes, tel
que la femme Soupiot en offre un très bel exemple, il n'y a aucune analogie entre ces différens termes de comparaison. Quoique je n'aie pas l'in-
tention d'insister ici sur l'histoire détaillée du ramollissement des os chez
les adultes, ce que je me propose de faire prochainement, il me suffira
de rappeler les circonstances principales de la maladie pour prévenir
tout rapprochement ultérieur.

Le ramollissement des os chez les adultes, pour lequel je réserve la dénomination d'*ostéomalacie*, est le résultat de causes spécifiques, comme
du scorbut, de la syphilis, du rhumatisme, ou de quelque vice particulier,
comme le vice cancéreux : tous les sujets qui l'ont offert avaient présenté
avant le début du ramollissement les symptômes généraux de ces altérations. Le ramollissement s'était annoncé par des douleurs vives et pro-
fondes dans les os; la marche de la maladie est lente; elle dure un
grand nombre d'années, quelquefois jusqu'à 20 ans; elle ne s'annonce
pas simultanément dans toutes les parties du squelette, ni de bas en haut,
mais elle ne l'attaque que par fractions, si bien que quand on ouvre un
sujet qui l'a présentée à un degré encore peu avancé, on trouve des os
isolément affectés, et même des portions d'os tout à fait ramollies à côté
d'autres portions du même os conservant leur résistance et leur texture

normales. Je possède plusieurs exemples de ce ramollissement partiel observé sur des sujets morts à la suite de cancers de l'estomac, du sein ou de l'utérus; je les ferai connaître plus tard avec détail. Si l'on examine de près la nature de l'altération du tissu, on acquiert par cette seule inspection la conviction que l'ostéomalacie et le rachitisme sont deux affections essentiellement différentes. Dans l'une, le tissu osseux est véritablement ramolli, comme carnifié par places, et ne conserve plus rien de la consistance, ni de la texture de l'os sain; c'est comme si on avait versé sur le siége du ramollissement une liqueur très énergique qui eût eu la propriété de faire disparaître immédiatement toute trace de sels calcaires, pour ne laisser plus qu'une trame fibro-cartilagineuse, ou même charnue, présentant çà et là de larges aréoles semblables aux sinus veineux du foie; cette trame est tantôt jaune, rosée, tantôt rougeâtre, lie-de-vin, toujours élastique, se coupant très facilement au couteau, mais quelquefois comme incrustée dans d'autres portions de tissu sain. Cette circonscription de la maladie est loin d'être constante : à une époque très avancée, il arrive souvent que tout le squelette a participé au ramollissement, et il ne reste plus, ainsi qu'on l'a vu dans quelques observations rapportées par les auteurs, aucune apparence de l'organisation primitive des os. Le mode de terminaison de l'ostéomalacie, qui est toujours fâcheux, ajoute aux traits de dissemblance qu'il y a entre elle et le véritable rachitisme.

On voit donc que les difformités de la colonne, considérées d'une manière essentielle, les excurvations tuberculeuses de cette tige, ou l'affection tuberculeuse des os, l'ostéomalacie, constituent des affections tout à fait différentes du rachitisme, et qui ne pourront plus désormais être confondues avec cette dernière maladie.

§ V. — RÉSUMÉ GÉNÉRAL ET CONCLUSIONS.

Les recherches consignées dans ce mémoire peuvent se résumer comme il suit :

1° Le rachitisme est une maladie générale de l'enfance caractérisée, l'altération où la perversion et même la suspension du travail de développement et de réparation de l'organisme, et principalement du système osseux.

2° La marche du rachitisme considéré comme affection du squelette comprend trois périodes distinctes : la période d'*incubation* ou d'*épanchement*, la période de *déformation* et la période de *résolution* ou d'*éburnation*; à chacune de ces périodes correspondent des symptômes généraux propres, et des altérations propres du tissu osseux.

3° L'influence du rachitisme sur le tissu osseux se révèle par quatre ordres de faits distincts : la *déformation*, l'*altération de tissu*, l'*arrêt de développement*, et le *retard de l'ossification*.

4° La déformation rachitique du squelette se développe successivement de bas en haut, des os de la jambe aux fémurs, des fémurs au bassin; puis viennent successivement ou simultanément les différentes parties des membres supérieurs, le thorax, et en dernier lieu la colonne et le crâne.

Le degré des déformations est en rapport avec leur ordre de développement; d'où il suit que la déformation rachitique d'une portion du squelette implique toujours la déformation des portions situées au-dessous.

5° La plupart des os du squelette rachitique sont toujours relativement moins développés en longueur et en largeur que les os du squelette normal; cette réduction, qui est indépendante de celle résultant des déformations, s'opère suivant la même loi que ces dernières; c'est-à-dire successivement de bas en haut, et graduellement de haut en bas. La proportion suivant laquelle toutes ces parties du squelette sont réduites de bas en haut est exprimée par une série régulière de nombres qui permet de déduire approximativement de la dimension d'un seul os la dimension des autres parties du squelette.

6° La réduction plus grande des membres inférieurs, comparée à celle des membres supérieurs, établit entre ces parties des rapports de longueur qui répètent et perpétuent ceux de l'âge où la maladie s'est développée.

7° La réduction des os considérée chez les adultes rachitiques est le résultat composé de l'arrêt de développement du système osseux, sous l'influence directe de la maladie, et du ralentissement consécutif de son accroissement postérieur à la maladie.

8° La texture des os rachitiques offre des caractères tout à fait différens suivant qu'on les observe pendant la *période d'incubation* du rachitisme, pendant la période de *déformation*, pendant la période de *résolution*, différentes au commencement et à la fin de chacune de ces périodes, différentes enfin suivant les *degrés* et l'*ancienneté* de l'affection.

9° Pendant la période d'incubation du rachitisme, il se fait un épanchement de matière sanguinolente dans tous les interstices du tissu osseux, dans les cellules du tissu spongieux, le canal médullaire, entre le périoste et l'os, entre les lamelles concentriques de la diaphyse, entre les épiphyses et les diaphyses, entre les noyaux épiphysaires et leurs cellules, dans les os courts et les os plats, comme dans les os longs; en un mot, dans toutes les parties du squelette et dans tous les points du tissu osseux où se distribuent les radicules des vaisseaux nourriciers. De cet épanchement résulte le dédoublement des parties composantes du tissu, et le gonflement, le boursoufflement des différentes portions du squelette.

10° Pendant la seconde période du rachitisme, période de déformation, en même temps que la trame du tissu osseux perd de sa consistance et se ramollit, la matière qui continue à se déposer dans tous les interstices du tissu osseux tend à s'organiser : elle passe successivement de la forme cellulo-vasculaire à la forme cellulo-spongieuse. Cette matière de nouvelle formation est surtout abondante entre le périoste et l'os, entre la membrane médullaire et le canal, entre le périoste et la table externe des os plats, et entre les lames de ces dernières.

11° Pendant la troisième période, la période de résolution, le tissu de nouvelle formation dans les os longs et dans quelques os plats et courts, passe à l'état de tissu compacte et tend à se confondre avec l'ancien tissu qui recouvre sa dureté première. Cette addition d'un tissu nouveau au tissu ancien donne une très grande épaisseur, et surtout une très grande largeur à quelques parties des os qui avaient été le siége de l'organisation du tissu spongieux nouveau de la période précédente.

12° Dans l'état que j'ai désigné sous la dénomination de *consomption rachitique*, et qui résulte d'un degré exagéré de l'affection, le dédoublement et l'écartement des parties composantes du tissu osseux a été tel, que leur réunion ne s'est pas opérée, et que l'organisation de la matière épanchée n'a pas eu lieu. Dans cet état, les cloisons et les lamelles osseuses sont restées écartées, et la consistance de l'os primitif a été réduite au point que leur couche extérieure n'est plus formée quelquefois que par une pellicule mince.

13° La texture des os rachitiques chez les adultes, quand la maladie s'est complètement résolue, offre une compacité et une dureté supérieures à celle de l'état normal. Dans cet état, que j'ai appelé *éburnation rachitique*, on ne distingue plus aucune trace de la réunion des élémens de l'ancien os avec ceux de l'os nouveau.

14° Les difformités de l'épine qui arrivent vers l'âge de la puberté, et toutes celles qui n'ont pas été précédées de déformations des membres inférieurs ne sont point de nature rachitique.

15° Le rachitisme est une affection essentiellement différente des *scrofules*, ou de l'affection *tuberculeuse* des os, aïnsi que de toutes les espèces de *ramollissement des os qu'on observe chez les adultes;* il faut exclusivement réserver pour ces dernières affections la dénomination d'*ostéomalacie.*

FIN.

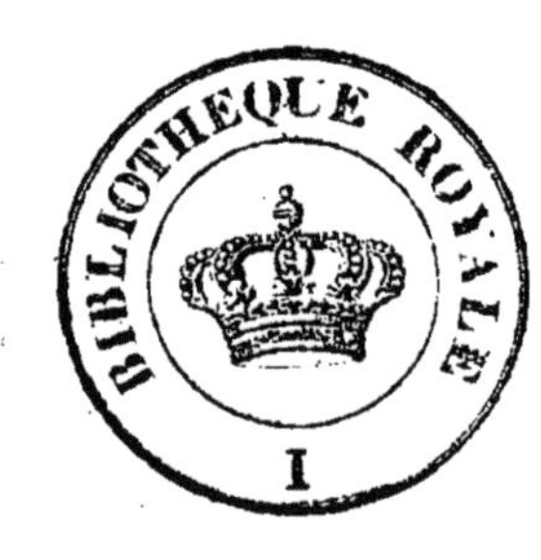

N° I.

TABLEAU COMPARATIF DES DIFFÉRENTES PARTIES DU SQUELETTE RACHITIQUE ET NORMAL

CHEZ LA FEMME.

DÉSIGNATION des PIÈCES.	TAILLE.	PÉRONÉS.	TIBIAS.	FÉMURS.	RADIUS.	CUBITUS.	HUMÉRUS.	CLAVICULES.	STERNUM.	COLONNE.	DIAMÈTRES DU BASSIN. ANTÉRO-POSTÉRIEUR.	OBLIQUE.	TRANSVERSAL.	TOTAL.	PÉRIMÈTRES DU CRANE. HORIZONTAL.	D'un conduit auriculaire à l'autre, en passant sur le vertex.	De la bosse nasale à la protubérance occipitale.
	P. L.	P. L.	P. L.	P. L.	P. L.	P. L.	P. L.	P. L.	P. L.	P. L.	P. L.	P. L.	P. L.	P. L.	P. L.	P. L.	P. L.
Musée Dupuytren. 338	43. 6	9. 9	11. 7	13. »	7. 1	8. 1	10. »	5. 5	5. »	17. »	4. »	4. 9	4. 7	13. 4	19. 8	12. 4	11.10
Maternité. 335	43. 3	7. 1	6. 6	8. 5	4. »	5. 3	5. 9	4. 5	4. 5	20. »	1.11	3.11	4. 3	10. 1	20. 9	14. 3	13. 3
Muette. 24	48. »	11. 3	12. 1	14. 4	7. 6	8. 3	10. 9	5. 8	4. 9	20.10	2. 7	4. 5	5. 3	12. 3	20. »	11. 6	11. 9
Clamart. 4	45. 6	9. 6	10. 8	10.11	6. 4	7. 2	9. 5	5. 2	4. 9	26. 5	2. 7	4. 3	5. 1	11.11	19. »	12. »	11. 3
Ibid. 26	» »	9. 9	10. 7	10. 8	7. 7	8. 3	9.10	» »	5. 9	21. 6	2. 6	4. 9	5. 6	12. 9	» »	» »	» »
Ib. 16	» »	11.11	13. 2	14. 2	8. 8	9. 9	12. »	» »	5. 3	22. 6	2. 4	4. 6	4. 9	11. 7	» »	» »	» »
Ib.	» »	10. »	11. 2	10.11	7. 6	8. 3	8. 7	» »	» »	20. »	3. 7	4. 6	5. »	13. 1	» »	» »	» »
Ib. 30	32. »	8. 1	9. 3	9.11	5.10	6. 9	7.10	» »	» »	» »	2. »	3. 3	3. 3	8. 6	17. »	12.10	13. 2
Muséum Dupuytren. F	» »	11. 5	12. 2	11. 6	7. 5	8. 5	9. 7	5. 2	6. »	23. 3	3. 9	5. »	5. 3	14. »	19. 3	12. 4	11. 3
Ib	37. 6	7.11	10. 9	10.11	5. 4	5. 9	7. 4	4. 7	4. »	21. 3	2. 9	3.10	4. 9	11. 4	18.10	12. 3	12. 2
Ib. D. 4	35. 6	8. 9	9. »	9. 9	5. 9	6. 5	8. »	5. 2	4. 6	20.11	2. 7	3.11	4. 3	10. 9	18. 1	12. 3	10. 9
Ib., déposé par Dalmas ...	35. 3	6. 1	6.11	7. 5	6. 2	6. 7	6. 6	4.11	5. 1	20. 9	2.10	3. 6	3. 9	10. 1	19. »	13. 3	12. 8
Ib	44. »	10. 7	11. 2	10. 1	7.10	8. 2	10. »	5.11	5. 8	22. 6	2.11	5. »	5. 3	13. 2	19. 9	12. 4	12. 3
Moyennes rachitiques	40. 6	9. 5	10. 1	10.11	6. 8	7. 6	8.11	5. 2	5. »	20.11	2.10	4. 3	4. 8	11. 9	19. 1 ½	12. 6 ½	12. »
Dimensions normales	60. »	13. 2	13. 6	14. »	8. 4	9. 3	10. 6	5. 8	5. 5	22. »	4. »	4. 6	5. »	13. 6	19. »	12. 3	11. 6
RAPPORTS DES MOYENNES RACHITIQUES AVEC LES DIMENSIONS NORMALES ..	0.67 ½	0.72	0.75	0.78	0.80	0.81	0.85	0.91	0.92	0.95	0.87				1.01	1.02	1.04

RAPPORTS ENTRE LES LONGUEURS DES MEMBRES SUPÉRIEURS ET INFÉRIEURS CHEZ LA FEMME RACHITIQUE ET CHEZ LA FEMME BIEN CONFORMÉE.

	RADIUS ET HUMÉRUS.	FÉMURS ET TIBIAS.	RAPPORT.
Femme adulte normale	18. 10	27. 6	:: 1 : 1 47
Id. rachitique	15. 7	21. »	:: 1 : 1 35

N° II.

TABLEAU DES DIMENSIONS DES DIFFÉRENTES PARTIES DU SQUELETTE CHEZ L'ENFANT RACHITIQUE.

SEXE ET AGE.	TAILLE.	PÉRONÉS.	TIBIAS.	FÉMURS.	RADIUS.	CUBITUS.	HUMÉRUS.	PÉRIMÈTRES DU CRANE.		
								HORIZONTAL.	D'un conduit auriculaire à l'autre en passant sur le vertex.	De la bosse nasale à la protubérance occipitale.
	P. L.	P. L.	P. L.	P. L.	P. L.	P. L.	P. L.	P. L.	P. L.	P. L.
FILLE...... 2 ans.........	18. 4	4. 6	4. 9	5. 11	3. 6	3. 10	4. 2	18. 6	12. 3	12. 3
FILLE...... 2 ans et demi..	26. 6	4. 11	6. 3	5. 6	4. 1	4. 4	4. 3	19. »	12. »	12. »
FILLE...... 2 ans.........	19. 10	4. 5	4. 10	5. 11	3. 4	3. 9	4. 2	17. 9	13. 2	13. »
FILLE...... 3 ans.........	17. 6	4. 8	5. 1	4. 9	3. 7	4. 1	3. 5	22. 2	15. 2	14. 11
GARÇON.... 3 ans.........	29. 6	5. 6	5. 9	6. 10	4. 1	4. 9	4. 8	18. 3	12. 2	12. 5
Moyennes rachitiques.......	22. 4	4. 9 ½	5. 4	5. 9 ½	3. 8 ½	4. 2	4. 1 ½	19. 1 ½	12. 11 ½	12. 11 ½
Dimensions normales	29. 1	5. 4 ½	5. 9	6. 6	3. 11	4. 4	5. 3	17. 6	11. 5 ½	11. 11
RAPPORTS DES MOYENNES RACHITIQUES AVEC LES DIMENSIONS NORMALES.	0. 77	0. 89	0. 91	0. 89	0. 95	0. 96	0. 79	1. 09	1. 13	1. 09

N° III.

TABLEAU DES DIMENSIONS DU SQUELETTE NORMAL CHEZ LES ENFANS DE 1 A 3 ANS.

SEXE ET AGE.	TAILLE.	HUMÉRUS.	RADIUS.	CUBITUS.	FÉMURS.	TIBIAS.	PÉRONÉS.	PÉRIMÈTRES DU CRANE.		
								HORIZONTAL.	D'un conduit auriculaire à l'autre en passant sur le vertex.	De la bosse nasale à la protubérance occipitale.
	P. L.	P. L.	P. L.	P. L.	P. L.	P. L.	P. L.	P. L.	P. L.	P. L.
GARÇON.... 20 mois	25. »	4. »	3. 2	3. 4	5. »	4. 7	4. »	16. »	11. 3	12. 3
GARÇON.... 2 ans.........	28. 4	4. 5	3. 6	4. »	6. »	5. 3	5. »	16. 9	11. 9	12. 6
FILLE...... 2 ans et demi..	29. »	5. »	3. 9	4. 2	7. »	5. 7	5. 4	18. »	11. 6	11. »
FILLE...... 3 ans et demi..	35. »	6. 3	4. 7	5. 1	7. 8	6. 9	6. 5	18. 6	12. 6	12. »
FILLE...... 2 ans.........	29. »	5. 10	4. 1	4. 9	6. 11	6. 6	6. 3	18. 2	11. 6	13. »
FILLE...... 20 mois	28. »	5. 10	4. 3	4. 10	6. 3	5. 9	5. 3	17. 6	10. 3	10. 9
MOYENNES............	29. 1	5. 3	3. 11	4. 4	6. 6	5. 9	5. 4 ½	17. 6	11. 5 ½	11. 11

RAPPORT DES MEMBRES SUPÉRIEURS AUX INFÉRIEURS :

Radius et humérus... 9 , 2 (p. l.)   Fémurs et tibias... 12 , 3 (p. l.). — Rapport :: 1 : 1,34.

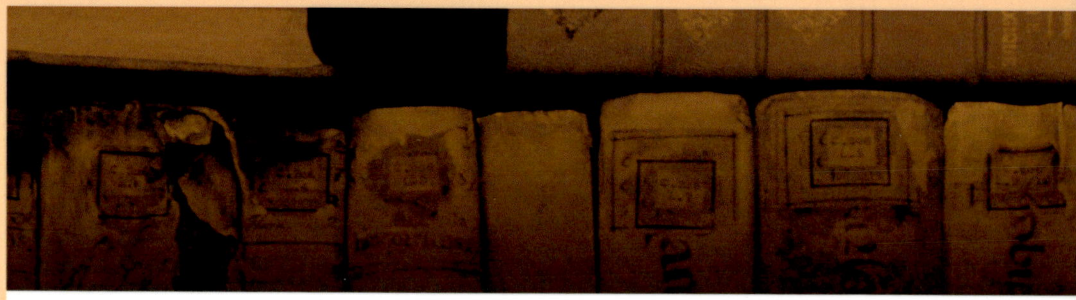

Mémoire sur les caractères généraux du rachitisme,
lu à l'Académie royale des sciences, le 17 juillet 1837,
par le Dr Jules Guérin,...

http://gallica.bnf.fr/ark:/12148/bpt6k5723751w

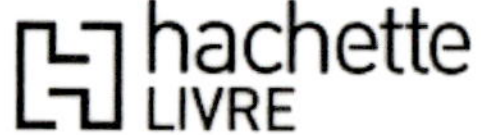 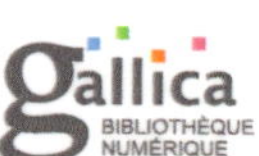 

9 782019 267377